Michael Zeiser

Tätigkeitsnachweis und Beurteilungsheft

für die Altenpflegeausbildung

nach bundeseinheitlichen Rahmenrichtlinien

4. Auflage

Bestellnummer 01233

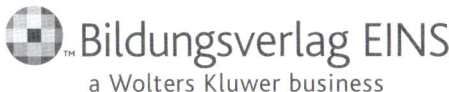

Bildungsverlag EINS
a Wolters Kluwer business

Haben Sie Anregungen oder Kritikpunkte zu diesem Buch?
Dann senden Sie eine E-Mail an BV01233@bv-1.de
Autor und Verlag freuen sich auf Ihre Rückmeldung.

Umschlagfoto: Pöhlmann/Mauritius

 Mit diesem Symbol versehene Seiten finden Sie zur weiteren Bearbeitung auf der beiliegenden
CD-ROM.

www.bildungsverlag1.de

Unter dem Dach des Bildungsverlages EINS sind die Verlage Gehlen, Kieser, Stam, Dähmlow, Dümmler, Wolf,
Dürr + Kessler, Konkordia und Fortis zusammengeführt.

Bildungsverlag EINS
Sieglarer Straße 2, 53842 Troisdorf

ISBN 3-427-**01233**-6

Schule

Dreijährige Berufsfachschule für Altenpflege

Dieser Praxisleitfaden mit Tätigkeitsnachweis
gehört:

Foto:

_____

Vorname, Name

_____

Straße

_____

Wohnort

_____

Kurs von   bis

_____

Einrichtung (Stempel)

_____

Träger der Praktischen Ausbildung

Das Nachweisheft ist Eigentum des oben genannten Schülers.

**Für die Führung sowie die ständige Aktualisie-
rung ist der Schüler selbst verantwortlich.**

**Der Ausbildungsnachweis wird der Fachlehre-
rin/dem Fachlehrer bei jedem Praxisbesuch zur
Einsichtnahme vorgelegt.**

Ausbildungsnachweis/Ausbildungs-dokumentation

Verlauf und Nachweis über die Einsatzstellen, Zeiten, jeweilige Praxisstunden pro Einsatzort, Fehlzeiten durch Krankheit, Schwangerschaft usw.

Einsatzort/Praxisstelle	von – bis	Gesamt-stunden	Fehlzeiten (z. B. krank)

Einsatzort/Praxisstelle	von – bis	Gesamt-stunden	Fehlzeiten (z. B. krank)
Einsatzort/Praxisstelle	von – bis	Gesamt-stunden	Fehlzeiten (z. B. krank)

Nachweis der Praxisanleiter/ anleitenden Fachkräfte

des jeweiligen Einsatzes, mit **Namenshinterlegung und Namenskürzel**, entsprechend der im Ausbildungs-nachweis verwendeten **Handzeichen**.

Station/Einsatzort	Name der Praxisanleitung	Vorname	Berufsbe-zeichnung/ Qualifikation	Kürzel/ Hand-zeichen

Station/Einsatzort	Name der Praxisanleitung	Vorname	Berufsbezeichnung/ Qualifikation	Kürzel/ Handzeichen

Vorwort

Auf der Basis des Altenpflegegesetzes wurden alle Inhalte gründlich überarbeitet, aktualisiert und erweitert, um den neuen gesetzlichen Grundlagen zu entsprechen.

Das vorliegende Heft soll weiterhin einer systematischen Begleitung im Fach „Praxis in der Altenpflege" dienen. So wurden die theoretischen Inhalte auf deren Transfer und Handlungskompetenzförderung für die Praktische Ausbildung überprüft und eingearbeitet. Hierbei werden Inhalte zur praktischen Einübung und Kompetenzerlangung weit über das geforderte Maß aufgelistet. Es ist mir bewusst, dass nicht alle Tätigkeiten am Schluss der Ausbildung abgezeichnet sein können. Es ist gleichermaßen ein Wegbegleiter für den Schüler als auch für Praxisanleiter, Mentoren, Lehrkräfte, Heimleiter usw.

Am Anfang besteht die Möglichkeit der chronologischen Nachweisführung der Einsätze im Laufe der gesamten Ausbildungszeit. Ebenfalls besteht die Option, die Ausbildung mit dem Schüler entsprechend den Vorgaben der Ausbildungs- und Prüfungsordnung im Voraus zu planen.

In Kapitel 1 wird der rechtliche Bezugsrahmen des Altenpflegegesetzes dargestellt.

In Kapitel 2 werden die vorgeschriebenen Jahresarbeiten angesprochen. Auf eine genaue Beschreibung der Art und Weise der Anfertigung wurde verzichtet, da jede Schule ihre eigene Vorgaben im Rahmen der Lehrpläne erstellt und ausgibt.

Um den eigentlichen Nachweis der erlernten und vor allem selbstständig durchgeführten Tätigkeiten geht es in Kapitel 3.

Hierbei ist das 1. Ausbildungsjahr so gestaltet, dass der Schüler richtungsweisend auch die Altenpflegehelferprüfung absolvieren kann. Auch eine Ausbildung zum Altenpflegehelfer kann somit praxisbegleitend strukturiert dokumentiert werden. Sollte der Schüler danach an einer anderen Schule in das 2. Ausbildungsjahr einsteigen, kann er mit diesem Tätigkeitsnachweisheft den geforderten Beweis erbringen.

Alten- und Krankenpflege sowie Aktivierung und Rehabilitation wurden in den Themenbereichen mit Absicht nicht nach den ATLs gegliedert, sondern orientieren sich am Lehrplan der Schule. Dadurch ist eine bessere Abstimmung zwischen Theorie und Praxis möglich. Der Anleiter kann sich schnell einen Überblick bezüglich des Lern- und Leistungsstandes des Schülers machen.

Um die jeweilige Prüfungsmodalität transparenter zu gestalten, werden im 4. Kapitel die Vorgaben durch die gesetzlich geregelte Prüfungsordnung dargelegt.

Kapitel 5 gibt Hinweise und Hilfen zur Erstellung der Praxisbeurteilungen. Zudem sind Lernzielformulierungen für die Einsätze in der Psychiatrie als auch für die Ambulante Pflege formuliert.

Zum jeweiligen Herausnehmen sind am Schluss die Beurteilungen eingefügt. Hierbei wurde darauf geachtet, dass die Beurteilungsbögen nicht mit zu vielen Kriterien überfrachtet wurden. Es wurde bewusst auf der Rückseite jeweils Raum zu „freien Formulierung" gelassen.

Gerade bei den Beurteilungen gibt es so viele Vorschläge wie Praxisstellen. Diese knappe, aber prägnante Form wurde gemeinsam mit Praxisstellen erarbeitet und hat sich rückblickend bewährt.

Selbstverständlich kann dieses Nachweisheft nur den generellen Bedarf einer Ausbildungsdokumentation erfüllen. Schul- oder heimspezifische Belange sind jeweils zu ergänzen.

Als Beweis dafür, dass der Tätigkeitsnachweis auch im Ausland Anerkennung findet, steht die Tatsache, dass ehemalige Schüler mit diesem in Verbindung mit dem Abschlusszertifikat die Anerkennung und Eingruppierung in der Schweiz nach „Diplom-Niveau I" erreicht haben. Dies entspricht dem dortigen Abschluss „Krankenschwester/Pfleger Diplom-Niveau I".

Michael Zeiser

Vorwort zur 4. Auflage

„In jedem neuen Anfang liegt ein Zauber inne, der uns beschützt und der uns hilft zu leben." (Herrmann Hesse)

Der neue Anfang, mit einer grundlegenden Änderung der Konzeption, wurde für die Schüler, die Praxisstellen sowie Altenpflegeschulen zu einer neuen Herausforderung. Nach anfänglicher Euphorie bezüglich der Lernfeldkonzeption und der individuellen Kompetenzförderung des Schülers, kommen nun immer mehr Verständnisprobleme vor allem von Seiten der praktischen Ausbildung auf. Bei der Ihnen nun vorliegenden 4. Auflage wurde versucht, Gewohntes mit Neuem zu verbinden. Da der praktischen Ausbildungsstelle und vor allem dem Praxisanleiter nicht nur mehr Bedeutung, sondern auch rechtliche Verpflichtungen durch die gesetzliche Regelung zuteil wurde, wurden speziell hierfür erklärende und informierende Hinweise eingefügt. Das Zustandekommen der Lernfeld- sowie der Lernbereichsnoten und letztlich deren Aussagekraft, wurden anhand von Text und einer Graphik erläutert.

Die Praxisbeurteilungen, wurden unter Beibehaltung ihres Grundmusters komplett überarbeitet. Nachdem es nun vielmehr um „Kompetenzförderung" und somit um Kompetenzbeurteilung geht, wurden auf vielfachen Wunsch alle Beurteilungen auf die verschiedenen Kompetenzförderebenen umgestellt. Viele Schulen und Praxisstellen sind vor allem mit der kurzen und prägnanten Beurteilungsform auf einem Blatt zufrieden und baten darum, dieses so beizubehalten.
Eine Konsequenz war, dass nun die „Hilfen zur Beurteilungen" in diesem Beurteilungsheft ebenfalls völlig überarbeitet und an das Beurteilungsblatt angepasst wurden.

Zudem finden Sie nun ein spezielles Beurteilungsblatt für die Altenpflegehelferausbildung.

Für die Schüler, welche in der offenen Altenhilfe ihre Ausbildung absolvieren und ein „Pflichtpraktikum" in der stationären Altenhilfe haben, ist ebenfalls eine zusätzliche Beurteilung eingefügt.

Auch finden Sie alle Beurteilungen auf der mitgelieferten CD als veränderbares Worddokument. So kann jede Einsatzstelle oder Schule die Beurteilung individuell anpassen. An der Stelle bedanke ich mich bei den vielen Kollegen aus Theorie und Praxis, die durch konstruktive Hinweise und Verbesserungsvorschläge geholfen haben, dieses Werk den aktuellen Ausbildungsanforderungen anzupassen. Sollten Sie dennoch Wünsche oder Anregungen haben, würde ich mich freuen, wenn Sie mir eine E- Mail zukommen lassen.

Ein besonderer Dank ergeht auch an die Lektoren und den Verlag, die dazu beitragen, dass dieses Nachweisheft aktuell und zu einem für die Schüler und Schulen günstigen Preis zu erhalten ist!

In diesem Sinne wünsche ich allen an der Ausbildung Beteiligten gutes Gelingen, denn die Schüler von Heute sind unsere Mitarbeiter von Morgen.

Michael Zeiser

Inhaltsverzeichnis

Beilage-CD

Inhalt CD-ROM

Probezeitbeurteilung

Jahresendbeurteilung Altenpflegehelfer/helferin

Jahresbeurteilungsbögen
    1. Ausbildungsjahr
    2. Ausbildungsjahr
    3. Ausbildungsjahr

Beurteilungsbögen
    Stationäres Altenpflegepraktikum
    Krankenhauseinsatz
    Einsatz in der „Offenen Altenhilfe"
    Psychiatrieeinsatz

Dienstplandokumentation

Schaubilder
    **Grundzüge der Ausbildung in der Alten-
    pflege**
    **Rechtliche Strukturen der Ausbildung in
    der Altenpflege**

Rechtliche Grundlagen
    **Ausbildungs- und Prüfungsverordnung
    für die Berufe in der Krankenpflege
    (KrPflAPrV) vom 10.11.2003, geändert
    am 23.03.2005**
    **Ausbildungs- und Prüfungsverordnung
    für den Beruf der Altenpflegerin/des Al-
    tenpflegers (AltPflAPrV) vom
    26.11.2002, geändert am 23.03.2005**
    **Begründung zur Altenpflegeausbil-
    dungs- und Prüfungsverordnung**
    **Urteil des Bundesverfassungsgerichts
    (BVerfG) vom 24.10.2002**
    **Info Krankenpflegegesetz (KrPflG) ab
    01.01.2004**
    Perspektiven für die Pflegeausbildung
    **Lehrplanrichtlinien für die Berufsfach-
    schule für Altenpflege, Stand Juli 2004**

Lernfelder
    Lernfeldführer
    Kurzpräsentation Lehrplan Altenpflege

Gegenstände der praktischen Ausbildung

Info Anerkennung in der Schweiz

Informationsseiten der Länder im Internet

Lernbereiche der Altenpflegeausbildung

In dem Gesetz über die Berufe in der Altenpflege vom 29. September 2000 (Altenpflegegesetz) und der dazugehörigen Ausbildungs- und Prüfungsverordnung für den Beruf der Altenpflegerin und des Altenpflegers (Altenpflege-Ausbildungs- und Prüfungsverordnung – AltPflAPrV) vom 26. November 2002 findet der Unterricht in fünf Lernbereichen statt, welche weiter in 16 **Lernfelder** unterteilt werden.

Die Lernbereiche gliedern sich auf in

●   **Aufgaben und Konzepte in der Altenpflege**
●   **Unterstützung alter Menschen bei der Lebensgestaltung**
●   **Rechtliche und institutionelle Rahmenbedingungen altenpflegerischer Arbeit (Rechtskunde)**
●   **Altenpflege als Beruf (Berufskunde)**
●   **Weitere Fächer wie Religion, Deutsch, Wahlfächer, usw.**

Davor gab es eine Aufteilung in „Fächer", die heute Schwerpunkte heißen (z. B. Gerontologie). Nach einer gewissen „Umgewöhnung" dürfte dann wieder schnell klar sein, welche Lernfelder sich in einem Lernbereich und welche Schwerpunkte sich in den Lernfeldern befinden.

Die Transparenz der Noten, d. h. welche Noten hat der Schüler in welchem Schwerpunkt, ist nun schwerer nachvollziehbar. Wenn Sie ein Zeugnis der Berufsfachschule für Altenpflege erhalten, sehen Sie die Schwerpunkte (d. h. die vormaligen Fächer) nicht mehr. Stattdessen können Sie die Noten in den Lernfeldern und den Lernbereichen ablesen (siehe Schaubild auf S. 14).

Das Lernfeld wird von verschiedenen Personen unterrichtet. Konzeptionell ergänzen sich die Themen der unterrichteten Schwerpunkte. Dazu dient der **Lehrplan**, welcher in den jeweiligen Bundesländern erstellt wurde.

Da nicht mehr alle Themen/Inhalte dezidiert und einzeln enthalten sind, hat die Schule und die jeweilige Lehrkraft im Rahmen der Erstellung eines Stoffverteilungsplanes die Möglichkeit, Schwerpunkte zu setzten oder Inhalte zeitlich zu verschieben. Damit können Lernarrangements und Projekte leichter geplant und durchgeführt werden.

Eine große Bedeutung wurde hier der Schulung und Vermittlung im „Lernfeldkonzept" beigemessen. Dies stellt vor allem die Lehrer in der Schule vor große Anforderungen und Probleme, aber auch Chancen.

Übersicht über das Zustandekommen der Zeugnisnoten zum Beispiel im Lernbereich 1

1. Ausbildungsjahr

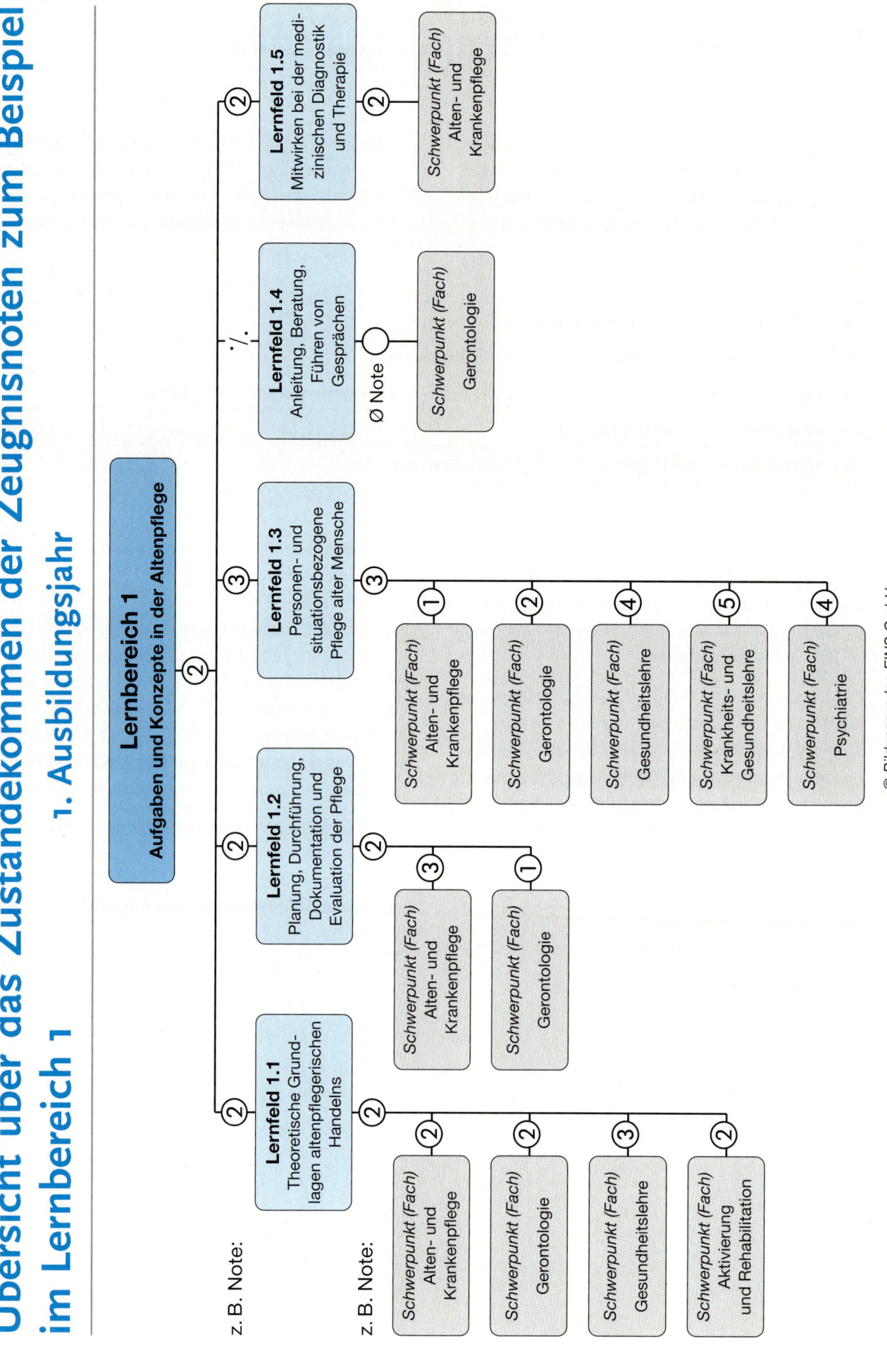

© Bildungsverlag EINS GmbH

Lernbereich 1

„Aufgaben und Konzepte in der Altenpflege"

● **Lernfeld 1.1 Theoretische Grundlagen altenpflegerischen Handelns**
● **Lernfeld 1.2 Planung, Durchführung, Dokumentation und Evaluation der Pflege alter Menschen**
● **Lernfeld 1.3 Personen- und situationsbezogene Pflege alter Menschen**
● **Lernfeld 1.4 Anleitung, Beratung, Führen von Gesprächen**
● **Lernfeld 1.5 Mitwirken bei der medizinischen Diagnostik und Therapie**

Ziele in den Lernfeldern 1. Jahr bis 3. Jahr

Im Lernbereich „Aufgaben und Konzepte in der Altenpflege" sehen die Schülerinnen und Schüler den alten Menschen in seiner gesamten Persönlichkeit, die geprägt ist von seiner Biografie, seinen Lebensumständen, seinen Interessen und Bedürfnissen. Die Schülerinnen und Schüler verstehen grundlegende Muster menschlichen Verhaltens und lernen einen adäquaten und sozialkompetenten Umgang mit den Hilfe Suchenden. Sie werden mit der eigenen Biografie und deren Bedeutung für die Wahl eines helfenden Berufs konfrontiert. In diesem Sinne wird ihnen die Notwendigkeit der ganzheitlichen Sichtweise in der Altenpflege bewusst. Natur-, geistes- und pflegewissenschaftliche Grundlagen befähigen sie, die individuelle Pflege professionell zu planen, durchzuführen und zu evaluieren. Die Schülerinnen und Schüler sind in der Lage, die individuellen Ressourcen alter Menschen zu erkennen und einzusetzen, zu fördern und zu unterstützen. Über die handlungsorientierte Themenbearbeitung, die das in der Theorie gelernte Wissen vertieft, stellen die Schülerinnen und Schüler konkrete Bezüge zu ihrer altenpflegerischen Arbeit her und vollziehen die Bedeutung des Lernbereichs für ihre Tätigkeit nach. Der Mensch wird in seiner Einmaligkeit in der Gesamtheit angenommen. Die Altenpflegerin und der Altenpfleger begegnen dem alten Menschen mit Respekt und unter Wahrung der Würde.

Lernbereich 2
„Unterstützung alter Menschen bei der Lebensgestaltung"

- Lernfeld 2.1 Berücksichtigung der Netzwerke und Lebenswelten alter Menschen
- Lernfeld 2.2 Unterstützung alter Menschen bei der Wohnraum- und Wohnumfeldgestaltung
- Lernfeld 2.3 Unterstützung alter Menschen bei der Tagesgestaltung

Ziele in den Lernfeldern 2.1 bis 2.3 – 1. J. bis 3. J.

Im Lernbereich „Unterstützung alter Menschen bei der Lebensgestaltung" werden die Schülerinnen und Schüler in die Lebenswelten alter Menschen eingeführt. Aus soziologischer und psychologischer Perspektive lernen sie die Situation, die **soziale Lage (Lebenslage)** und die Stellung alter Menschen in unserer **Gesellschaft** kennen. Sie erfahren, dass das **Alter** ein **multidimensionaler** und individueller Prozess ist und mit Veränderungen sozialer, psychischer und physischer Art korrespondiert.

Wesentliche Zielsetzung ist es, dass die Schülerinnen und Schüler Verständnis für die Bedürfnisdis-positionen alter Menschen entwickeln und dazu beitragen, dass deren Lebensqualität erhalten bleibt bzw. gesteigert wird.

Über die handlungsorientierte Themenbearbeitung, die das in der Theorie gelernte Wissen vertieft, stellen die Schülerinnen und Schüler konkrete Bezüge zu ihrer altenpflegerischen Arbeit her und vollziehen die Bedeutung des Lernbereichs für ihre Tätigkeit nach. Der Mensch wird in seiner Einmaligkeit in der Gesamtheit angenommen. Die Altenpflegerin und der Altenpfleger begegnen dem alten Menschen mit Respekt und unter Wahrung der Würde.

Lernbereich 3
„Rechtliche und institutionelle Rahmenbedingungen altenpflegerischer Arbeit"

●   **Lernfeld 3.1 Rechtliche und institutionelle Rahmenbedingungen**
●   **Lernfeld 3.2 Mitwirkung an qualitätssichernden Maßnahmen in der Altenpflege** (nur im 3. J.)

Ziele im Lernbereich 3 – 1. Jahr bis 3. Jahr

Im Lernbereich „Rechtliche und institutionelle Rahmenbedingungen altenpflegerischer Arbeit" werden die Schülerinnen und Schüler für die rechtlichen Problembereiche der Altenarbeit und Altenhilfe sensibilisiert. Als Grundlage ihres pflegerischen Handelns achten sie die Würde des Menschen. Die persönliche und fachliche Kompetenz der Altenpflegerinnen und Altenpfleger erfordert eine vertiefte und erweiterte Beschäftigung mit rechtlichen Fragestellungen, damit sie beratend, begleitend und eigenverantwortlich pflegerisch handeln.

Die im Verlauf der Ausbildung erworbenen Kenntnisse und Einstellungen führen zu Rechtsbewusstsein, um rechtliche Beziehungen einzuschätzen und berufliche Professionalität zu erlangen.

Bei rechtskundlichen Themen sind neben der rechtlichen Betrachtungsweise, dem Wortlaut von Gesetzestexten und der Beschäftigung mit konkreten Rechtsfällen auch die in der Praxis anzutreffenden Ansichten, Arbeits- und Verhaltensweisen kritisch in die Unterrichtsarbeit mit einzubeziehen.

Das Zurechtfinden in Rechtsvorschriften ist zu üben.

Qualitätssichernde Maßnahmen in der Altenpflege, insbesondere die rechtlichen Grundlagen, Konzepte und Methoden der **Qualitätsentwicklung**, sind unverzichtbare Bestandteile des heutigen und künftigen Pflegeverständnisses. Um **Qualitätsmanagement** und Qualitätssicherung realitätsorientiert zu gestalten, bedarf es der Berücksichtigung betriebswirtschaftlicher Rahmenbedingungen.

Lernbereich 4
„Altenpflege als Beruf"

● **Lernfeld 4.1 Entwicklung von beruflichem Selbstverständnis**
● **Lernfeld 4.2 Lernen lernen**
● **Lernfeld 4.3 Umgang mit Krisen und schwierigen sozialen Situationen**
● **Lernfeld 4.4 Erhaltung und Förderung der eigenen Gesundheit**

Ziele in den Lernfeldern – 1. Jahr bis 3. Jahr

In diesem Lernbereich reflektieren die Schülerinnen und Schüler berufliches Handeln. Sie erarbeiten einen eigenen Standpunkt zu ihrem Beruf und stellen sich der Problematik von Nähe und Distanz, von Abhängigkeit und Dauerbelastungen.

Über die **handlungsorientierte** Themenbearbeitung, die das in der Theorie gelernte Wissen vertieft, stellen die Schülerinnen und Schüler konkrete Bezüge zu ihrer altenpflegerischen Arbeit her und vollziehen die Bedeutung des Lernbereichs für ihre Tätigkeit nach.

Der Mensch wird in seiner Einmaligkeit in der Gesamtheit angenommen. Die Altenpflegerin und der Altenpfleger begegnen dem alten Menschen mit **Respekt** und unter Wahrung der Würde.

Weitere Schwerpunkte (Fächer)

● Deutsch

● Religion

● zusätzlich angebotene Arbeitsgemeinschaften

● Fächer zur Erreichung der Fachhochschulreife

Lernfeldführer

A Theoretischer und praktischer Unterricht in der Altenpflege

● Pflege und Begleitung sterbender alter Menschen	57, 58, 78, 79
● Pflege alter Menschen in existentiellen Krisensituationen	53, 58, 59
● Mitwirkung bei geriatrischen und gerontopsychiatrischen Rehabilitationskonzepten	22, 76, 83
● Umgang mit Hilfsmitteln und Prothesen	45, 66 ff.
● Handeln in Notfällen, Erste Hilfe	57, 59, 71
● Überleitungspflege	82 ff.

Stundenzahl: *720*

1.4 Anleiten, beraten und Gespräche führen — 72 ff.

● Kommunikation und Gesprächsführung	56, 57, 62
● Beratung und Anleitung alter Menschen	26, 41, 97, 125
● Beratung und Anleitung von Angehörigen und Bezugspersonen	72, 125
● Anleitung von Pflegenden, die nicht Pflegefachkräfte sind	72

Stundenzahl: *120*

1.5 Bei der medizinischen Diagnostik und Therapie mitwirken — 55 ff.

● Durchführung ärztlicher Verordnungen	55
● Rechtliche Grundlagen	59, 79
● Rahmenbedingungen	59
● Zusammenarbeit mit Ärztinnen und Ärzten	95 ff.
● Interdisziplinäre Zusammenarbeit, Mitwirkung im therapeutischen Team	95 ff.
● Mitwirkung an Rehabilitationskonzepten	41, 44, 61

Stundenzahl: *200*

2 Unterstützung alter Menschen bei der Lebensgestaltung — 62 ff.
2.1 Lebenswelten und soziale Netzwerke alter Menschen beim altenpflegerischen Handeln berücksichtigen — 62 ff.

● Altern als Veränderungsprozess	61
● Demographische Entwicklungen	Theorie
● Ethniespezifische und interkulturelle Aspekte	48, 61, 94
● Glaubens- und Lebensfragen	48, 58, 79
● Alltag und Wohnen im Alter	42, 43, 62
● Familienbeziehungen und soziale Netzwerke alter Menschen	93, 94, 95, 96
● Sexualität im Alter	46, 47, 48, 67
● Menschen mit Behinderung im Alter	58, 59

Stundenzahl: *120*

4 Altenpflege als Beruf

4.1 Berufliches Selbstverständnis entwickeln   61, 97

● Geschichte der Pflegeberufe	Theorie
● Professionalisierung der Altenpflege, Berufsbild und Arbeitsfelder	93, 95
● Berufsverbände und Organisationen der Altenpflege	95
● Teamarbeit und Zusammenarbeit mit anderen Berufsgruppen	93 ff.
● Ethische Herausforderungen der Altenpflege	58, 59, 63
● Reflexion der beruflichen Rolle und des eigenen Handelns	99

Stundenzahl: *60*

4.2 Lernen lernen   72

● Lernen und Lerntechniken	Theorie, 85 ff.
● Lernen mit neuen Informations- und Kommunikationstechnologien	Theorie, 72
● Arbeitsmethodik	42, 43, 45
● Zeitmanagement	Theorie, 41

Stundenzahl: *40*

4.3 Mit Krisen und schwierigen sozialen Situationen umgehen   56

● Berufstypische Konflikte und Befindlichkeiten	56, 81, 82, 95
● Spannungen in der Pflegebeziehung	81, 95
● Gewalt in der Pflege	49, 57, 88, 95

Stundenzahl: *80*

4.4 Die eigene Gesundheit erhalten und fördern   95, 96

● Persönliche Gesundheitsförderung	56, 57, 96
● Arbeitsschutz	56, 57, 96
● Stressprävention und -bewältigung	56, 57, 96
● Kollegiale Beratung und Supervision	81, 96

Stundenzahl: *60*

Stundenzahl zur freien Gestaltung des Unterrichts: *200*
Gesamtstundenzahl: *2 100*

B. Praktische Ausbildung in der Altenpflege   24 ff.

● Kennen lernen des Praxisfeldes unter Berücksichtigung institutioneller und rechtlicher Rahmenbedingungen und fachlicher Konzepte.	42, 43, 59, 79
● Mitarbeiten bei der umfassenden und geplanten Pflege alter Menschen einschließlich der Beratung, Begleitung und Betreuung und mitwirken bei ärztlicher Diagnostik und Therapie unter Anleitung	41 ff., 55, 56, 61, 73
● Übernehmen selbstständiger Teilaufgaben entsprechend dem Ausbildungsstand in der umfassenden und geplanten Pflege alter Menschen einschließlich Beratung, Begleitung und Betreuung und mitwirken bei ärztlicher Diagnostik und Therapie unter Aufsicht	65 ff.
● Übernehmen selbstständiger Projektaufgaben, z. B. bei der Tagesgestaltung oder bei der Gestaltung der häuslichen Pflegesituation	85 ff.
● Selbstständig planen, durchführen und reflektieren der Pflege alter Menschen einschließlich Beratung, Begleitung und Betreuung und mitwirken bei der ärztlichen Diagnostik und Therapie unter Aufsicht	79 ff.

Gesamtstundenzahl: *2 500*

1 Ausbildungsorganisation laut Altenpflegegesetz

1.1 Ziel der Ausbildung

Grundlage der Ausbildung ist das zum 1. August 2003 in Kraft getretene Gesetz über die bundeseinheitliche Regelung der Altenpflegeausbildung in der Bundesrepublik Deutschland.

Abschnitt 2
Ausbildung in der Altenpflege

§ 3 Altenpflegegesetz

„Die Ausbildung in der Altenpflege soll die Kenntnisse, Fähigkeiten und Fertigkeiten vermitteln, die zur selbstständigen und eigenverantwortlichen Pflege einschließlich der Beratung, Begleitung und Betreuung alter Menschen erforderlich sind.

Dies umfasst insbesondere:

1. *die sach- und fachkundige, den allgemein anerkannten pflegewissenschaftlichen, insbesondere den medizinisch-pflegerischen Erkenntnissen entsprechende, umfassende und geplante Pflege,*
2. *die Mitwirkung bei der Behandlung kranker alter Menschen einschließlich der Ausführung ärztlicher Verordnungen,*
3. *die Erhaltung und Wiederherstellung individueller Fähigkeiten im Rahmen geriatrischer und gerontopsychiatrischer Rehabilitationskonzepte,*
4. *die Mitwirkung an qualitätssichernden Maßnahmen in der Pflege, der Betreuung und der Behandlung,*
5. *die Gesundheitsvorsorge einschließlich der Ernährungsberatung,*
6. *die umfassende Begleitung Sterbender,*
7. *die Anleitung, Beratung und Unterstützung von Pflegekräften, die nicht Pflegefachkräfte sind,*
8. *die Betreuung und Beratung alter Menschen in ihren persönlichen und sozialen Angelegenheiten,*
9. *die Hilfe zur Erhaltung und Aktivierung der eigenständigen Lebensführung einschließlich der Förderung sozialer Kontakte und*
10. *die Anregung und Begleitung von Familien- und Nachbarschaftshilfe und die Beratung pflegender Angehöriger.*

Darüber hinaus soll die Ausbildung dazu befähigen, mit anderen in der Altenpflege tätigen Personen zusammenzuarbeiten und diejenigen Verwaltungsarbeiten zu erledigen, die in unmittelbarem Zusammenhang mit den Aufgaben in der Altenpflege stehen."

§ 4 Altenpflegegesetz

(1) *„Die Ausbildung dauert unabhängig vom Zeitpunkt der staatlichen Prüfung drei Jahre. Die Ausbildung besteht aus theoretischem und praktischem Unterricht und einer praktischen Ausbildung. Der Anteil der praktischen Ausbildung überwiegt.*

(2) *Der Unterricht wird in Altenpflegeschulen erteilt.*

(3) *Die praktische Ausbildung wird in folgenden Einrichtungen vermittelt: in einem Heim im Sinne des § 1 des Heimgesetzes oder in einer stationären Pflegeeinrichtung im Sinne des § 71 Abs. 2 des Elften Buches Sozialgesetzbuch, wenn es sich dabei um eine Einrichtung für alte Menschen handelt, und in einer ambulanten Pflegeeinrichtung im Sinne des § 71 Abs. 1 des Elften Buches Sozialgesetzbuch, wenn deren Tätigkeitsbereich die Pflege alter Menschen einschließt. Abschnitte der praktischen Ausbildung können in weiteren Einrichtungen, in denen alte Menschen betreut werden, stattfinden. Dazu gehören insbesondere: psychiatrische Kliniken mit gerontopsychiatrischer Abteilung oder andere Einrichtungen der gemeindenahen Psychiatrie, Allgemeinkrankenhäuser, insbesondere mit geriatrischer Fachabteilung oder geriatrischem Schwerpunkt, oder geriatrische Fachkliniken, geriatrische Rehabilitationseinrichtungen, Einrichtungen der offenen Altenhilfe.*

(4) *Die Gesamtverantwortung für die Ausbildung trägt die Altenpflegeschule, es sei denn sie wird durch Landesrecht einer anderen Einrichtung übertragen. Die Abschnitte des Unterrichts und der praktischen Ausbildung sind inhaltlich und organisatorisch aufeinander abzustimmen. Die Altenpflegeschule unterstützt und fördert die praktische Ausbildung durch Praxisbegleitung. Die Praxisanleitung ist durch die Einrichtungen nach Absatz 3 sicherzustellen.*

(5) *Die Ausbildung kann auch in Teilzeitform durchgeführt werden und in diesem Falle bis zu fünf Jahre dauern.*

(6) Zur zeitlich befristeten Erprobung von Ausbildungsangeboten, die der Weiterentwicklung der Pflegeberufe unter Berücksichtigung der berufsfeldspezifischen Anforderungen dienen sollen, können die Länder von den Absätzen 2, 3 und 4 sowie von der nach § 9 zu erlassenden Ausbildungs- und Prüfungsverordnung abweichen, sofern das Ausbildungsziel nicht gefährdet wird."

Weiterhin gelten die jeweiligen Regelungen der Länder und müssen entsprechend berücksichtigt werden!

Änderung des Altenpflegegesetzes zum 1. August 2003 durch das Gesetz über die Berufe in der Krankenpflege und zur Änderung anderer Gesetze

Das Altenpflegegesetz ist aus folgenden Gründen durch Artikel 15 des Gesetzes über die Berufe in der Krankenpflege und zur Änderung anderer Gesetze vom 16. Juli 2003 (BGBl. I S. 1442) zum 1. August 2003 geändert worden:

a. **Entscheidung des Bundesverfassungsgerichts vom 24. 10. 2002**

    Das Bundesverfassungsgericht hat mit Urteil vom 24. 10. 2003 entschieden, dass die Regelung der Ausbildung in der Altenpflegehilfe in den Kompetenzbereich der Länder fällt. Es hat daher die im Altenpflegegesetz des Bundes enthaltenen Bestimmungen zur Altenpflege<u>hilfe</u>ausbildung für nichtig erklärt (§ 1 Nr. 2, § 2 Abs. 3 Sätze 6-9, §§ 10-12 und § 29 Absatz 3 AltPflG).

    Aufgrund der für nichtig erklärten Bestimmungen sind die ebenfalls die Altenhilfeausbildung betreffenden §§ 18 Satz 2 Nr. 2 und 27 Absatz 1 Nr. 2 AltPflG gegenstandslos geworden.

    Die genannten Normen sind daher aus Klarstellungsgründen aufgehoben worden.

b. **Umsetzung der Richtlinie 2001/19/EG**

    Seit dem 1. Januar 2003 ist die Richtlinie 2001/19/EG des Europäischen Parlaments und des Rates vom 14. Mai 2001 zur Änderung der Richtlinien 89/84/EWG und 92/51/EWG des Rates über eine allgemeine Regelung zur Anerkennung beruflicher Befähigungsnachweise und anderer Richtlinien (ABl. EG Nr. L 206 S. 1) umzusetzen. Nach der Richtlinie 2001/19/EG hat der Aufnahmemitgliedstaat, wenn es um die Voraussetzungen der Erteilung der Erlaubnis zur Führung der Berufsbezeichnung „Altenpfleger"

oder „Altenpflegerin" an eine Person aus einem anderen EU-Mitgliedstaat geht, zu überprüfen, inwieweit die bei der antragstellenden Person vorhandene Berufserfahrung berücksichtigt werden kann, bevor ein Anpassungslehrgang oder eine Eignungsprüfung verlangt werden.

§ 2 Absatz 3 Sätze 4 und 5 AltPflG sind entsprechend neu gefasst worden.

c. **Gesetz zur Gleichstellung behinderter Menschen und zur Änderung anderer Gesetze**

    Entsprechend der Rechtslage, die mit dem 1. Mai 2002 in Kraft getretenen Gesetz zur Gleichstellung behinderter Menschen und zur Änderung anderer Gesetze (BGBl. I S. 1467) geschaffen worden ist, wird das Erfordernis der gesundheitlichen Eignung für den Beruf so formuliert, wie es in anderen Gesundheitsfachberufen bereits der Fall ist.

    § 6 Satz 1 AltPflG ist daher teilweise geändert worden.

d. **Ausbildungsverkürzung auch bei der Ausbildung in Teilzeitform**

    Eine Ausbildungsverkürzung soll – wie bei der Ausbildung in Vollzeitform – bei Vorliegen der entsprechenden Voraussetzungen auch im Falle der Ausbildung in Teilzeitform möglich sein.

    § 7 Absätze 1 bis 3 AltPflG, die die Verkürzungsmöglichkeiten bei Vollzeitausbildung regeln, gelten daher für die Teilzeitausbildung entsprechend.

e. **Neuer Bußgeldrahmen bei unerlaubtem Führen der Berufsbezeichnung „Altenpfleger" und „Altenpflegerin"**

    Der Bußgeldrahmen in § 27 AltPflG ist an die Systematik der Strafandrohungen im StGB angepasst worden.

1.2 Theoretischer Unterricht

Der theoretische Unterricht umfasst bei

– der einjährigen Ausbildung (laut § 11 AltPflG) mindestens 600 Stunden,

– bei der dreijährigen Ausbildung mindestens 2100 Stunden.

Der Unterricht kann, je nach Schule, im Block- oder Studientagsystem erfolgen.

1.3 Praktische Ausbildung

§ 13 Altenpflegegesetz

(1) „Der Träger der praktischen Ausbildung, der eine Person zur Ausbildung nach diesem Gesetz einstellt, hat mit dieser einen schriftlichen Ausbildungsvertrag für die gesamte Dauer der Ausbildung nach Maßgabe der Vorschriften dieses Abschnitts zu schließen. Träger der praktischen Ausbildung können sein:

1. der Träger einer Einrichtung im Sinne des § 4 Abs. 3 Satz 1, der eine staatlich anerkannte Altenpflegeschule betreibt,

2. der Träger einer Einrichtung im Sinne des § 4 Abs. 3 Satz 1, der mit einer staatlich anerkannten Altenpflegeschule oder einer Altenpflegeschule im Sinne des Schulrechts der Länder einen Vertrag über die Durchführung praktischer Ausbildungen geschlossen hat.

Die Landesregierungen werden ermächtigt, das Nähere zur Bestimmung der Träger der praktischen Ausbildung durch Rechtsverordnung zu regeln.

(2) Der Ausbildungsvertrag muss mindestens enthalten:

1. das Berufsziel, dem die Ausbildung dient,

2. den Beginn und die Dauer der Ausbildung,

3. Angaben über die inhaltliche und zeitliche Gliederung der praktischen Ausbildung gemäß der Ausbildungs- und Prüfungsverordnung,

4. die Dauer der regelmäßigen täglichen oder wöchentlichen praktischen Ausbildungszeit,

5. die Höhe der monatlichen Ausbildungsvergütung,

6. die Dauer der Probezeit,

7. die Dauer des Urlaubs,

8. die Voraussetzungen, unter denen der Ausbildungsvertrag gekündigt werden kann,

9. einen in allgemeiner Form gehaltenen Hinweis auf die Tarifverträge, Betriebs- oder Dienstvereinbarungen, die auf das Ausbildungsverhältnis anzuwenden sind.

(3) Auf den Ausbildungsvertrag sind, soweit sich aus seinem Wesen und Zweck und aus diesem Gesetz nichts anderes ergibt, die für Arbeitsverträge geltenden Rechtsvorschriften und Rechtsgrundsätze anzuwenden.

(4) Der Ausbildungsvertrag ist von einer Vertreterin oder einem Vertreter des Trägers der praktischen Ausbildung sowie der Schülerin oder dem Schüler und deren gesetzlichem Vertreter zu unterzeichnen. Eine Ausfertigung des unterzeichneten Ausbildungsvertrages ist der Schülerin oder dem Schüler und deren gesetzlichem Vertreter unverzüglich auszuhändigen.

(5) Bei Änderungen des Ausbildungsvertrages gelten die Absätze 1 bis 4 entsprechend.

(6) Der Ausbildungsvertrag bedarf zu seiner Wirksamkeit im Falle des Absatzes 1 Satz 2 Nr. 2 der Zustimmung der Altenpflegeschule.“

§ 14 Altenpflegegesetz

(1) „Eine Vereinbarung, durch die die Ausübung der beruflichen Tätigkeit für die Zeit nach Beendigung des Ausbildungsverhältnisses beschränkt wird, ist nichtig. Dies gilt nicht, wenn die Schülerin oder der Schüler innerhalb der letzten drei Monate des Ausbildungsverhältnisses für die Zeit nach dessen Beendigung ein Arbeitsverhältnis auf unbestimmte Zeit eingeht.

(2) Nichtig ist auch eine Vereinbarung über

1. die Verpflichtung der Schülerin oder des Schülers, für die praktische Ausbildung eine Entschädigung zu zahlen,

2. Vertragsstrafen,

3. den Ausschluss oder die Beschränkung von Schadenersatzansprüchen,

4. die Festsetzung der Höhe des Schadenersatzes in Pauschbeträgen.“

§ 15 Altenpflegegesetz

(1) Der Träger der praktischen Ausbildung hat

1. die Ausbildung in einer durch ihren Zweck gebotenen Form planmäßig, zeitlich und sachlich gegliedert so durchzuführen, dass das Ausbildungsziel in der vorgesehenen Ausbildungszeit erreicht werden kann,

2. der Schülerin und dem Schüler kostenlos die Ausbildungsmittel, Instrumente und Apparate zur Verfügung zu stellen, die zur praktischen Ausbildung und zum Ablegen der jeweils vorgeschriebenen Prüfung erforderlich sind,

3. sicherzustellen, dass die praktische Ausbildung gemäß § 4 Abs. 3 durchgeführt wird.

(2) Der Schülerin und dem Schüler dürfen nur Verrichtungen übertragen werden, die dem Ausbildungszweck dienen; sie müssen ihrem Ausbildungsstand und ihren Kräften angemessen sein."

1.3.1 „Praxisanleitung" oder praktische Ausbildung?

Bei allen bislang angesprochenen Fragen und Prüfanregungen standen die konkreten Vorentscheidungen im Vorfeld der praktischen Berufsausbildung in der Altenpflege im Vordergrund. Voraussetzung einer erfolgreichen und für alle Beteiligten „nützlichen" Ausbildung ist jedoch die definitive Beantwortung einer Grundsatzfrage: Was soll mit der Ausbildung erreicht werden?

Die Beantwortung dieser Frage betrifft nicht nur strategische Grundsatzentscheidungen der Betriebs- oder Einrichtungsleitung, die zum Beispiel darauf achten wird, dass mit der Ausbildung der Nachwuchs an Fachkräften gesichert oder sogar ausgebaut wird und das Dienstleistungsangebot die notwendige professionelle Absicherung erfährt. Die Frage des Nutzens der Ausbildung betrifft konkret vor allem auch die Arbeitsorganisation, die Arbeitsbedingungen und die Arbeitsqualität in den Wohnbereichen, Stationen und Arbeitsgruppen der Ausbildungsstätten:

Mit praktischer Ausbildung können nicht nur die Zeitregimes, die Arbeitsroutinen, der Qualifikationsstand und die eingefahrenen Regeln der Zusammenarbeit in der Altenpflege auf den Prüfstand kommen. Damit allein würde Ausbildung bereits einen wichtigen Beitrag zur internen Qualitätssicherung und Qualitätsentwicklung leisten. Ausbildung im Prozess der Arbeit wird auch in verhältnismässig kurzer Zeit dafür sorgen, dass durch sie greifbarer betriebswirtschaftlicher Nutzen entsteht. Kurzfristig durch die fortschreitende Integration der Ausbildung in die Arbeitsabläufe, mittelfristig durch die positive Beeinflussung der Arbeitsbedingungen, langfristig durch die identifikationsstiftenden Effekte guter Ausbildung: Gute Ausbildung leistet nicht nur einen Beitrag zur betriebsinternen Qualitätsentwicklung, sie fördert auch die Bindung und den Berufsverbleib der Mitarbeiter und sichert den „guten Ruf" der Einrichtung oder des Betriebs im örtlichen oder regionalen Umfeld. Angesichts des bestehenden Fachkräftemangels und der akuten Personalnot in der Altenpflege, aber auch im Hinblick auf den Stellenwert der Qualitätsentwicklung in der stationären und der ambulanten Altenpflege erhält die Durchführung einer lernzielgeführten, an Handlungskompetenzen orientierten praktischen Ausbildung eine herausragende Bedeutung.

Diese auf lange Sicht wirksamen positiven Effekte können nach aktuellem Wissensstand durch Formen der „Praxisanleitung" nicht oder nur zufällig erreicht werden. Der Arbeitseinsatz der Auszubildenden sowie die übliche Konzentration der Praxisanleitung auf Nachahmungslernen (Erklären – Vormachen – Nachahmen) steht dem grundsätzlich entgegen. Die für die Ausbildungsstätten möglicherweise kurzfristig wirksamen geldwerten Vorteile einer Praxisanleitung als „angeleitetem Arbeitseinsatz" führen auf Seiten der Auszubildenden jedoch zu schnellem Wissensverschleiß und hohen Belastungen.

1.3.2 Praxisanleiterin/Praxisanleiter

Jede Einrichtung bestimmt zu Beginn der Ausbildung eine Praxisanleiterin oder einen Praxisanleiter für die praktische Anleitung auf der Station.

„Geeignet sind staatlich anerkannte Altenpflegerinnen, examinierte Krankenschwestern oder mit Zustimmung der Schule – andere gleichwertige Fachkräfte. Die Fachkräfte sollen über eine mindestens zweijährige einschlägige Berufserfahrung verfügen." (§ 10, Abs.1)

Die schriftliche Benennung (auch die Umbenennung bei Wechsel) erfolgt im dem dafür vorgesehenen Übersichtsblatt auf Seite 7. Hier erfolgt auch die Hinterlegung des Namenskürzel (Handzeichen), welche in der Bestätigungsspalte verwendet werden. Der Träger der praktischen Ausbildung ist somit von der fortlaufenden Meldung an die Schule entbunden, da dieses Vorgehen die Gewährleistung einer lückenlosen Dokumentation darstellt.

Zur Verbesserung und Koordination des praktischen Unterrichtes führt die Schule i. d. R. so genannte Heimleiter- als auch Praxisanleitertreffen (Mentoren) für die mit ihr zusammenarbeitenden Einrichtungen nach Bedarf durch. Hierbei wird ein Erfahrungstausch untereinander möglich.

Aufgaben der Praxisanleiterin/des Praxisanleiters

– Einführung in die Räumlichkeiten, die Bewohner- und Personalsituation sowie die Arbeitsabläufe der Einrichtung
– Regelmäßige Begleitung der Schüler bei der praktischen Tätigkeit und Anleitung entsprechend der theoretischen Ausbildungsfortschritte (Berücksichtigung bei der Dienstplangestaltung)
– Führen von regelmäßigen Beratungsgesprächen über den Leistungsstand der Schüler.
– Ansprechpartner bei Problemen in der praktischen Ausbildung
– Durchführung von Beurteilungsgesprächen und Zwischenbeurteilungen auf der Station
– Erstellung der Praxisbeurteilung am Ende eines jeden Einsatzzeitraumes
– Die jeweilige Abstimmung der Beurteilenden wird durch ihn koordiniert.

Zu § 2

Absatz 1 regelt den Grundsatz, dass die ausbildende Einrichtung die Gewähr für eine ordnungsgemäße Durchführung der praktischen Ausbildung bieten muss. Nur so kann das Ausbildungsziel erreicht und die Qualität der praktischen Ausbildung gewährleistet werden.
In Absatz 2 wird bestimmt, dass die Schülerin bzw. der Schüler in jeder ausbildenden Einrichtung von einer Praxisanleiterin bzw. einem Praxisanleiter betreut werden muss.
Auf der Grundlage eines Ausbildungsplans ist entsprechend den Vorgaben der Anlage 1 für die praktische Ausbildung die Schülerin bzw. der Schüler schrittweise an die eigenständige Wahrnehmung der verschiedenen Aufgaben heranzuführen.
Als Praxisanleiterin bzw. als Praxisanleiter sind Altenpflegerinnen und Altenpfleger, Kranken-

schwestern und Krankenpfleger geeignet, wenn sie entsprechende Zusatzqualifikationen mitbringen. Dazu gehört die zweijährige Berufstätigkeit in Orientierung an der Anerkennung als Pflegefachkraft gemäß § 71 Abs. 3 Satz 1 SGB XI und eine entsprechende spezielle Fortbildung oder Weiterbildung. Im Interesse einer hochwertigen Ausbildung kann die Befähigung zur Praxisanleitung nur in Ausnahmefällen anderweitig nachgewiesen werden.

Hinweise und Hilfen für den Praxisanleiter/in

Grundlagen der praktische Ausbildung in der Altenpflege nach der Gesetzes- und Rechtsverordnungslage nach dem 01. August 2003

Grundsätzlich einzuhaltende Regeln und Normen für die Berufsausbildung in der Altenpflege und die ausbildungsbezogenen Prüfungen sind im Altenpflegegesetz sowie in der Ausbildungs- und Prüfungsverordnung der jeweiligen Länder zum Altenpflegegesetz geregelt.

Die Berufsbezeichnung, den Zugang zur Ausbildung, Inhalte und Dauer sowie die sich aus dem Abschluss des Ausbildungsvertrages ergebenden Verpflichtungen und Rechte werden wesentlich genauer geregelt als bisher.

Hierbei legt im Wesentlichen die Ausbildungs- und Prüfungsverordnung, ergänzend zum Gesetz, die zeitliche und inhaltliche Gliederung der Ausbildung und der Prüfung fest.
Für Ausbildung und Prüfung werden dort die mindestens einzuhaltenden Inhalte und Zeiten, bei der Abschlussprüfung zusätzlich die Beurteilungsregeln genannt. Die konkrete Durchführung und Gestaltung von Ausbildung und Prüfung wird den Bundesländern überlassen, die hierzu eigene Durchführungsbestimmungen erlassen haben.

Vor allem für die praktische Berufsausbildung in der Altenpflege hat diese Regelung weit reichende Folgen. Während für die schulische Ausbildung die mindestens zu vermittelnden Themen und Inhalte und die Dauer ihrer Vermittlung in der Ausbildungs- und Prüfungsverordnung beschrieben sind, werden die Ausbildungsgegenstände und Ausbildungsziele der praktischen Ausbildung nur angesprochen und nicht näher beschrieben.

Zwar werden in der Ausbildungs- und Prüfungsverordnung Art und Selbstständigkeitsgrad der Beteiligung der Auszubildenden an den Arbeitsprozessen in der Altenpflege angesprochen, doch bleibt unklar, welche Handlungskompetenzen auf welchem Wege und unter Einbeziehung welcher berufspädagogischer Verfahren zu welchem Ziel in der praktischen Ausbildung konkret vermittelt werden sollen.

Für jedes Bundesland und für jede Ausbildungsstätte ergeben sich eine ganze Reihe von Gesetzes- und Rechtsgrundlagen, die zu beachten sind. Deshalb muss jede Einrichtung in Zusammenarbeit mit der jeweiligen Schule die Grundbedingungen abklären und ggf. in dem Kooperationsvertrag festhalten.

Durchführungsbestimmungen der Länder

Da die Bundesländer nach den Vorgaben des Altenpflegegesetzes aufgefordert sind, die Altenpflegeausbildung in eigener Verantwortung zu regeln und zu gestalten, sollten zunächst die hierfür zu erlassenden Durchführungsbestimmungen geprüft werden.

Sie werden in den einschlägigen Gesetzesblättern veröffentlicht und können im Regelfall bei den jeweils zuständigen Ministerien des entsprechenden Bundeslandes angefordert werden.

Dabei gilt das Augenmerk besonders folgenden Kriterien:

- Welche Angaben sind in den Durchführungsbestimmungen zur praktischen Berufsausbildung in der Altenpflege gemacht? Gehen die Angaben über die allgemeinen Vorgaben der Ausbildungs- und Prüfungsverordnung im Altenpflegegesetz hinaus?

- Werden differenzierte Angaben zur inhaltlichen und zeitlichen Gliederung der praktischen Ausbildung gemacht?

Die Einheitlichkeit der Ausbildungsbedingungen ist nicht nur für die Lernenden ein Vorteil bei der Wahl der Ausbildungsstätte, sondern vor allen Dingen auch ein wichtiger Qualitätsmaßstab für Arbeitgeber bei der Auswahl ausgebildeter Altenpfleger am

Arbeitsmarkt. Je weniger Vorgaben die Landesregelungen enthalten, desto größer und „gestaltungsoffener" wird der Vorbereitungs- und Abstimmungsaufwand zwischen Schule und Praxis sein. Konflikte werden sich vor allem dort ergeben, wo eine Einrichtung mit mehreren Schulen zusammenarbeitet. Je nach Zuständigkeit der Aufsichtsbehörde kann die Schule ggf. abweichende Regelungen erhalten. Im Sinne einer einheitlichen Ausbildung sollte der Praxisanleiter mit den Schulen darauf hinwirken.

Ausbildungsrahmenplan für die praktische Ausbildung

Da die Dauer der praktischen Ausbildung in der Altenpflegeausbildung überwiegt, ist die Erarbeitung einer verlässlichen Rahmenstruktur für alle in der Ausbildungsstätte Beteiligten unerlässlich. In Abhängigkeit von den Vorgaben der jeweils gültigen Landesregelung sollten Rahmenvereinbarungen insbesondere zu den folgenden Punkten getroffen werden:

Verbindlich festgelegte Lern- und Ausbildungsphasen der schulischen und der praktischen Ausbildung in Zuordnung nach Ausbildungsjahren.

Die in allen Bundesländern veränderte zeitliche Gewichtung (2100 Stunden Theorie) zwischen schulischer und praktischer Ausbildung benötigen neue Absprachen zwischen den praktischen Ausbildungsstätten und der jeweils ausbildenden Schule über die Zeitpunkte und die Dauer der Ausbildungsphasen.

Zwar ist der ausbildenden Schule wie bisher die Gesamtverantwortung über die Ausbildung übertragen worden, doch fällt den praktischen Ausbildungsstätten als Ausbildungsvertragspartnern eine größere Verantwortung als früher zu: Vorstellungen und Interessen im Hinblick auf die Gestaltung und die Durchführung der Altenpflegeausbildung müssen berücksichtigt werden. Es ist daher dringend erforderlich, den Zeitrahmen der praktischen Ausbildung, insbesondere aber die Häufigkeit des Wechsels zwischen den Lernorten sowie den genauen Zeitpunkt und die Dauer der praktischen Ausbildungsphasen möglichst frühzei-

© Bildungsverlag EINS GmbH

tig, am besten vor Ausbildungsbeginn, festzulegen. Vor allem sollen die verbindlichen Einsätze geregelt sein.

Damit ist jedoch nichts darüber gesagt, in welchem zeitlichen Rhythmus der Wechsel zwischen praktischer Ausbildungsstätte und Schule erfolgen sollte. Je nach Schule wird das sog. Studientagsystem (zwei bis drei Tage Schule pro Woche und der Rest Praxis) oder das Blocksystem (drei bis vier Wochen nur Unterricht und danach wieder eine Praxisphase) angeboten.

Bewährt hat sich der Wechsel zwischen praktischer und theoretischer Ausbildung, von Ausnahmen abgesehen, in Phasen von sechs bis acht Wochen Praxis und drei bis sechs Wochen Blokkunterricht.

Zum Beispiel: In der ersten Phase der praktischen Ausbildung erhalten die Auszubildenden im ersten Semester der Ausbildung einen Einrichtungs- und Bewohnerbeobachtungsauftrag mit einer schriftlichen Ausarbeitung. Die Auszubildenden sollen dabei herausfinden, welche typischen Aufgabenstellungen die Fachkräfte in diesem Bereich erledigen.

Gegenstände und Inhalte sowie Lernziele der praktischen Ausbildung

Im Rahmen der praktischen Ausbildung gilt es für die praktischen Ausbildungsstätten, Gegenstände, Inhalte und Ziele der praktischen Ausbildung grundsätzlich zu klären und festzulegen. Hierbei soll dieses Nachweisheft eine Arbeitshilfe darstellen.
In Abhängigkeit von den Durchführungsbestimmungen des jeweiligen Bundeslandes und der konkreten Ablaufplanung der praktischen Ausbildung geht es darum, wo und wie die fünfstufigen Vorgaben der Ausbildungs- und Prüfungsverordnung (von *„Kennen lernen des Praxisfeldes …"* bis *„selbstständige Planung und Durchführung von …"*) am Lernort erreicht werden können.

Praktische Ausbildung ist mehr als Mitarbeit im Schichtbetrieb der Ausbildungsstätte. Jedoch sagt einer der Leitsätze der Berufspädagogik, dass berufliche Handlungskompetenz erst durch „Lernen im Prozess der Arbeit" entstehen kann.

Damit Arbeit zur Ausbildung genutzt werden kann („lernförderlich" wird, wie die Berufspädagogen sagen), müssen (mindestens) drei Voraussetzungen erfüllt sein:

1. Es muss klar sein, welche Arbeit unter welchen Bedingungen stattfindet. Arbeitsprozesse, die sich zur Ausbildung eignen, sollten sich nicht „ereignen", sondern müssen in ihren wichtigsten Rahmenbedingungen definiert und verbindlich geplant sein. Auch wenn vieles immer wieder überraschend geschieht: Weder das „alltägliche Chaos" in einigen Einsatzbereichen der Altenpflege, noch die Routine erfahrener Pflegekräfte sind verlässliche Lehrmeister der Ausbildung.

2. Zu den wichtigsten Rahmenbedingungen, die eine „Ausbildung im Prozess der Arbeit" erst ermöglichen, gehört neben der Bestimmung von Ort, Gegenstand, Zeit, Hilfsmittel und beteiligten Personen die Festlegung des Ziels der Tätigkeit(en). Erst wenn allen Beteiligten klar ist, was erreicht werden soll, kann die Definition gelingen, was die/der Auszubildende im Prozess der Arbeit lernen kann.

3. Erst aus der Definition der Lernziele, welche unter Beteiligung des/der Auszubildenden am Arbeitsprozess erreicht werden und unter Zuhilfenahme eines Vorgesprächsprotokolls, kann eine Vorstellung davon entstehen, welche praktischen Handlungskompetenzen für den Beruf dem/der Auszubildenden vermittelt werden können. Dies bedeutet, erst nachdem feststeht, was aus der Arbeit gelernt werden kann, wird klar sein, was ein/e Altenpfleger/in können muss, um als qualifizierte Fachkraft anerkannt und eingesetzt zu werden.

Die mit der Ausbildung zu erreichenden beruflichen Handlungskompetenzen müssen plausibel beschrieben werden, damit praktische Ausbildung in des Wortes Bedeutung „Sinn" macht: Berufliche Bildung als Teilhabe am Arbeitsablauf, als angeleitete Nachahmung von Handlungsroutinen wird weder dem mit der Ausbildung verbundenen Qualifizierungsanspruch gerecht, noch dient sie dem Erwerb praktisch über den Augenblick hinaus verwertbarer Kompetenzen. Deshalb benötigt die praktische Ausbildung in der Altenpflege, wie jede andere Ausbildung auch, die überwiegend in der Praxis stattfindet einen Ausbildungsrahmenplan sowie einen Tätigkeitsnachweis, in dem Gegenstände, Inhalte und Ziele der Ausbildung in einen logisch nachvollziehbaren, sachlich und zeitlich gegliederten Rahmen stehen. Der Erwerb praktischer beruflicher Handlungskompetenzen ist unabdingbarer Gegenstand für die Abschlussprüfung und zudem hat der Schüler einen Rechtsanspruch.

Der Ausbildungsrahmenplan für die praktische Ausbildung in der Altenpflege ist eine wichtige Grundlage für die Ausarbeitung angemessener Prüfungsaufgaben durch die Prüfungskommission. Sofern dieser Ausbildungsrahmenplan nicht vom Bundesland erarbeitet und vorgegeben wird, sollte er von den praktischen Ausbildungsstätten, möglichst in Kooperation mit den ausbildenden Schulen, vorbereitet werden.

Hinweis: Das Bundesinstitut für Berufsbildung hat einen Ausbildungsrahmenplan für die praktische Ausbildung sowie einen Rahmenlehrplan für die schulische Ausbildung in der Altenpflege erarbeitet. Beide werden in mehreren Bundesländern für die Ausbildung genutzt. Sie können von allen Interessierten beispielhaft als Muster eingesetzt werden und bei Interesse entweder in Form einer Broschüre[1] erworben oder im Internet[2] nachgelesen werden.

Abstimmung mit der ausbildenden Schule

Eine der wichtigen Klärungen zur praktischen Ausbildung ist die möglichst frühzeitige Abstimmung der Ausbildungsstätten mit der ausbildenden Schule.

1. Welche Ausbildungsinhalte werden von der Schule zu welchem Zeitpunkt der Ausbildung vermittelt?

2. Entsprechen die von der Schule vorgesehenen Ausbildungsgegenstände und -inhalte dem Bedarf der Ausbildungsstätten und -betriebe?

3. Wo besteht Abstimmungsbedarf?

4. Wie kann sinnvoll und pragmatisch zwischen Ausbildungsstätte und Schule kooperiert werden?

Bei der neuen Altenpflegeausbildung haben, nicht zuletzt vor dem Hintergrund der zeitlichen Gewichtung der Ausbildungsanteile von Schule und Praxis, beide Lernorte einen eigenständigen Qualifizierungsauftrag.

Vereinfacht ausgedrückt, ist die ausbildende Schule für die Vermittlung der theoretischen Hintergründe beruflichen Handelns in der Altenpflege zuständig, ohne dabei den Anwendungsbezug des von ihr für den Unterricht aufbereiteten Wissens vernachlässigen zu dürfen.

Demgegenüber steht für die praktischen Ausbildungsstätten die Vermittlung praktischer beruflicher Handlungskompetenzen im Vordergrund, ohne den Theoriebezug beruflichen Lernens und Handelns aus den Augen zu verlieren. (Vor allem keine Diskrepanz zwischen Theorie und Praxis, wie z. B. „Heute pflegen wir mal schulmäßig")

Da die ausbildende Schule, auch nach dem neuen Altenpflegegesetz, die „Gesamtverantwortung" für die Ausbildung besitzt, muss diese die praktische Ausbildung durch „Praxisbegleitung" fördern (§ 4, Abs. 4 AltPflG). Die jetzt herausgehobene Bedeutung der praktischen Ausbildung mit ihren überwiegenden Zeitanteilen und die durch den Abschluss des Ausbildungsvertrages mitverantwortliche Einbeziehung der Ausbildungsstätten in den Ausbildungsprozess legt es jedoch nahe, dass „die Praxis" in Zukunft eigene Ausbildungspläne für ihre Auszubildenden und ihre praktische Ausbildung erstellt. Diese „praktischen Ausbildungspläne" sollten sich – sofern vorhanden – auf den im Bundesland gültigen Ausbildungsrahmenplan für die praktische Ausbildung in der Altenpflege beziehen.

Ist ein solcher Ausbildungsrahmenplan nicht vorhanden oder vorgeschrieben, sollten die prakti-

---

[1] Bundesinstitut für Berufsbildung (Hrsg.): Berufsausbildung in der Altenpflege. Lernzielorientiertes Curriculum für praktische und schulische Ausbildung auf der Grundlage des Berufsgesetzes für die Altenpflege, (AltPflG), Bielefeld, Bertelsmann, 2002.

[2] www.bibb.de/altenpflege_saarland/schulab/lernfeld_start.htm

schen Ausbildungsstätten auf die Erarbeitung eines Ausbildungsplanes für ihre/n Auszubildenden verzichten. Nur so kann der geordnete und zielkonforme Ablauf der praktischen Ausbildung gewährleistet und – aus Sicht der Schule – unnötiger Kontrollaufwand vermieden werden.

An der Erstellung des Ausbildungsplanes sollten alle von der praktischen Ausbildung organisatorisch und in der Durchführung betroffenen Personen beteiligt werden.

In der Regel liegt die Verantwortung für die Vorbereitung des Ausbildungsplanes bei dem/der Ausbilder/in oder Praxisanleiter/in.

Um unnötige Reibungsverluste zu verhindern, sollte dieser Ausbildungsplan inhaltlich und organisatorisch (§ 4, Abs. 4 AltPflG) möglichst frühzeitig mit der ausbildenden Schule abgestimmt werden. Nur so kann erreicht werden, dass die Ausbildungsanstrengungen von Schule und Praxis auf das gleiche Qualifikationsziel hinauslaufen. Für einen generellen Abstimmungsbedarf sollten, unter Federführung der Schulen, so genannte Praxisanleitertreffen stattfinden.

Modellvorschlag einer Anleitungssituation in Teilschritten für eine Ausbildungsaufgabe durch den Praxisanleiter.

Aufgabe und Ziele kennen lernen

Die Ausbilderin/der Ausbilder stellt die Ausbildungsaufgabe vor, erläutert die Bedeutung der Aufgabe im Hinblick auf den weiteren Ausbildungsverlauf bzw. die Anforderungen in der Arbeitswelt und versucht im Rahmen des Vorbereitungsgesprächs dafür zu sorgen, dass die Auszubildenden die Aufgabe verstehen und sich die Ziele zu eigen machen.

Erarbeitung der erforderlichen Informationen und Fachkenntnisse

Die Ausbilderin/der Ausbilder stellt sicher, dass die Auszubildenden erkennen, welche Informationen sie benötigen und wo sie diese Informationen finden können. Gegebenenfalls werden Informationsquellen bereitgestellt. Bei völlig neuen Themen gibt die Ausbilderin/der Ausbilder – soweit erforderlich – eine Einführung.

Ausarbeitung des Vorgehensplans

Je nach Umfang der in der Ausbildungsaufgabe zu verrichtenden Arbeiten müssen mehr oder weniger komplexe Pläne erarbeitet werden. Dies sollen die Auszubildenden möglichst von Anfang an selbstständig erledigen. An den Plänen, die der Ausbilderin/dem Ausbilder vorgelegt werden müssen, kann sie/er besonders gut erkennen, ob die Auszubildenden die praktische Aufgabe und die erforderlichen Fachkenntnisse richtig verstanden haben.

Diese dritte Phase soll mit einem gründlichen Gespräch zwischen Ausbilderin/Ausbilder und Auszubildenden abschließen, damit vorhandene Informations- oder Wissenslücken geschlossen und Fehler korrigiert werden können.

Ausführung der praktischen Arbeiten

Die Auszubildenden führen die Arbeiten möglichst selbstständig durch. Die Ausbilderin/der Ausbilder bleibt im Hintergrund, greift aber notfalls ein. Sie/er unterstützt die Auszubildenden, wenn diese selbst nicht mehr weiterkommen. Dabei nimmt sie/er ihnen die Arbeit möglichst nicht ab, sondern bietet „Hilfe zur Selbsthilfe" an.

Auswertung der Arbeitsergebnisse:
Im Sinne eines konsequenten Qualitätsmanagements sollen die Auszubildenden ihre Arbeitsergebnisse – gemessen an den im Ausbildungsplan vorgegebenen Zielen und einzuhaltenden Qualitätsstandards – selbst beurteilen. Dieser Selbstbewertung stellt die Ausbilderin die eigene Bewertung gegenüber. Bei Abweichungen sind die Gründe zu klären und zu diskutieren.

Nachbereitung der Ausbildungsaufgabe

Im Sinne eines kontinuierlichen Verbesserungsprozesses sollen nach Abschluss einer Ausbildungsaufgabe und des entsprechenden Ausbildungsabschnittes nicht nur die sachlichen Ergebnisse, sondern auch der gesamte Lern- und Arbeitsablauf noch einmal durchgesprochen werden. Es ist wichtig, dass der Schüler/Auszubildende die Fragen in einer selbstkritisch-reflektierenden Haltung erörtert.

Hier sollten Fragen geklärt werden wie zum Beispiel:

- Was lief gut?
- Was lief weniger gut?
- Welche Ursachen liegen dem Erfolg/Misserfolg zugrunde?
- Was können wir zukünftig wie besser machen?
- Welche Alternativen hätte es gegeben und wären erfolgsversprechender gewesen?
- Wo benötigt der Auszubildende/Schüler noch Unterstützung

Dazu gehören auch Fragen der Kooperation im Team und zwischen Ausbilderin/Ausbilder und Auszubildenden. Die Auszubildenden sollten immer ein gründliches und konstruktives Feedback zu ihrem Ausbildungsverhalten und ihrer Ausbildungsleistung erhalten – aber auch die Ausbilderin/der Ausbilder sollte vom Auszubildenden eine Rückmeldung erhalten.

Allgemeine Hinweise zum Anleitungsverhalten der Ausbilder/Praxisanleiter:

Regeln, die es zu beachten gilt:
Die inhaltliche und methodische Gestaltung der Ausbildung durch Erarbeitung eines Ausbildungsplans soll den Auszubildenden einen Orientierungsrahmen vorgeben, innerhalb dessen sie die vorgegebenen Aufgabenstellungen möglichst selbstständig planen, ausführen und auswerten sollen:

- Die Auszubildenden sollten

  selbst überlegen, wie und in welcher Reihenfolge sie die Arbeiten ausführen werden.

- sofern dafür geeignete und verständliche Quellen vorliegen, die für die Durchführung der Arbeiten/Ausbildungsaufgaben notwendigen Informationen und Fachkenntnisse selbst erarbeiten. (Achtung: Zeitbedarf beachten und realistisch planen!)

- selbstständig die Rollenverteilung bei der Bearbeitung der Ausbildungsaufgabe im Team regeln und dabei lernen, die typischen Schwierigkeiten, sachliche Probleme und persönliche Konflikte im Team und im Umfeld des Teams zu bewältigen.

- die Arbeiten möglichst selbstständig ausführen und dabei Aspekte des „fachmännischen" und sicherheitsgerechten Vorgehens genau so beachten wie Aspekte des Zeitmanagements und der möglichst effektiven Nutzung der verfügbaren Ressourcen.

- die Arbeitsergebnisse selbst ermitteln und im Sinne eines konsequenten Qualitätsmanagements die erforderlichen Konsequenzen ziehen.

Der Ausbilder soll das selbstständige Arbeiten und Lernen der Auszubildenden (einzeln oder im Team) wie ein moderner Vorgesetzter anleiten und unterstützen. Die Schlüsselbegriffe hierfür lauten: Führen mit Zielvereinbarung, Lernberatung, »Coaching« usw.

Am Anfang der Ausbildung werden die Vorgaben durch die Ausbilderin eher enger, die Anleitung eher direkter sein. Die Ausbilderin ist insbesondere beim Einstieg in ein neues Ausbildungsgebiet gefordert. Die direkte Steuerung und Kontrolle der Auszubildenden wird immer dann von Bedeutung sein, wenn es um „gefährliche" und „personensensible" Arbeiten bzw. Ausbildungsaufgaben geht.

Im Fortgang der Ausbildung sollten die Selbststeuerungsanteile der Auszubildenden ständig zunehmen, in Abhängigkeit von der „Reife" aller beteiligten Personen im Team, das heißt in Abhängigkeit von der Bereitschaft, umsichtig und verantwortungsvoll an die im Ausbildungsplan beschriebenen Ausbildungsaufgaben und -arbeiten heranzugehen.

Selbstständigkeit und Selbstverantwortung werden sich bei den Auszubildenden allerdings nur dann herausbilden, wenn nicht alles vorgegeben wird. Reale Freiräume zur selbstständigen Entscheidung im Rahmen der Ausbildung sind ihre Voraussetzung.

Der Ausbilder muss demzufolge im Rahmen der Ausbildung die Balance halten zwischen der Sicherung eines insgesamt systematischen und fachgerechten Vorgehens auf der einen und dem Ermöglichen von Freiräumen zum eigenständigen Erkunden, Ausprobieren, Erfahrungssammeln usw. auf der anderen Seite.

Ziel ist es immer, dass die Auszubildenden in der Ausbildung mehr lernen als die Bewältigung immer neuer Situationen (= „durchwursteln"). Ausbildung (und mit ihr der Ausbildungsplan) hat das Ziel, mit zunehmender Zeit der Ausbildung ein fachgerechtes, professionelles Vorgehen bei der Arbeit herauszubilden.

Für das Anleitungsverhalten der Ausbilder bedeutet das, dass sich ihr Anleitungsverhalten nach Ausbildungsplan unter Zuhilfenahme des Praxisleitfadens unter Berücksichtigung des Ausbildungsstandes und Ausbildungsabschnittes des Auszubildenden.

1.3.3 Beurteilung der Schülerin/ des Schülers durch die Praxisstelle

Zum Abschluss eines jeden Schuljahres übersendet der Träger der Einrichtung der Schule zu einem von der Schule bestimmten Termin eine Beurteilung mit der Aussage, ob die „Praxis in der Altenpflege" mit Erfolg abgeleistet worden ist.

Aus der Beurteilung müssen die Tätigkeitsgebiete, die Fähigkeiten, Leistungen und die berufliche Eignung hervorgehen.
Die Beurteilung erhält eine Bewertung mit einer ganzen oder halben Note.
Diese Beurteilung ist kein Zeugnis im arbeitsrechtlichen Sinne, sie soll die Verhaltensweisen und Entwicklungen in einer Note zum Ausdruck bringen. Die Note der Praxisbeurteilung zählt ein Drittel bei der Ermittlung der Note für das Fach „Praxis in der Altenpflege".
Die Vordrucke für die Beurteilung werden dem Praxisleitfaden entnommen und termingerecht der Schule übermittelt. Bitte achten Sie darauf, dass die zuständigen Personen unterschrieben haben.
§ 2 Abs. 4 Altenpflegegesetz regelt, dass die ausbildende Einrichtung der Schülerin bzw. dem Schüler nach Abschluss eines Ausbildungsabschnitts eine Beurteilung auszustellen hat. Gleiches gilt, wenn das Ende des Ausbildungsjahres erreicht, der Ausbildungsabschnitt jedoch noch nicht beendet ist.
Die Beurteilungen sind der Altenpflegeschule spätestens zum Ende des Ausbildungsjahres vorzule-

gen, damit diese sie bei den Angaben über die praktische Ausbildung im Zeugnis berücksichtigen kann (vgl. § 3 Abs.1). Ausgehend von der Verantwortung des Trägers der praktischen Ausbildung für die praktische Ausbildung der Schülerin bzw. des Schülers ist dieser über die Beurteilungen, die die weiteren an der Ausbildung beteiligten Einrichtungen ausstellen, ebenfalls in Kenntnis zu setzen.

1.3.4 Praxisbesuche durch die Fachlehrer

§ 2 Abs. 3 des Altenpflegegesetzes betrifft die Praxisbegleitung durch die Schulen im Rahmen ihrer Gesamtverantwortung für die Ausbildung. Die Lehrkräfte betreuen die Schülerinnen und Schüler während ihrer praktischen Ausbildung. Sie beurteilen deren Leistungen und beraten die Praxisanleiterinnen und Praxisanleiter vor allem in pädagogischen Fragen.

Die Regelung der Einzelheiten, insbesondere für den Umfang der Besuche, bleibt den Ländern vorbehalten.

Die Fachlehrer/innen aus den Bereichen Alten- und Krankenpflege und Aktivierung/Rehabilitation besuchen jeden Schüler in der Praxisstelle. Dabei soll die Schülerin bzw. der Schüler beraten und die praktische Anleitung zusammen mit den Fachkräften in der Einrichtung sichergestellt werden.
Die Anzahl der Besuche richtet sich nach dem Ausbildungsjahr und wird **in der Regel** wie folgt verteilt:

(Die Besuchsanzahl und der Verteilungsmodus muss der Schüler bei der Schule erfragen und hier von Hand eintragen.)

1. Jahr
2. Jahr
3. Jahr

Bei jedem Besuch erstellt der Fachlehrer einen Bericht **mit Benotung**. Dieser Besuchsbericht wird zu den Schulakten genommen.

Die Aufgabenstellung für die Praxisbesuche orientiert sich am theoretischen sowie praktischen Ausbildungsstand und wird von der Fachlehrerin/dem Fachlehrer ausgewählt.

1.3.5 Schülerin/Schüler

Die Qualität der Ausbildung in der Altenpflege steht und fällt mit einem gelungenen Zusammenwirken vom Lernen des theoretischen Stoffes in der Schule und den praktischen Erfahrungen in den Heimen. Da an dieser Stelle häufig Diskrepanzen erlebt werden, muss die kritische Auseinandersetzung im Heim zugelassen werden.

Mit dem Ausbildungsvertrag hat die Schülerin/der Schüler einen Anspruch auf eine qualifizierte Ausbildung und Anleitung (Altenpflegegesetz §§ 13, 14, 15).
In der Einrichtung müssen der Schülerin/dem Schüler entsprechend den Ausbildungsfortschritten ausreichende Erfahrungsmöglichkeiten in den Bereichen Alten- und Krankenpflege sowie Aktivierung und Rehabilitation geboten werden.

Die Schülerin/der Schüler ist in diesem Rahmen verpflichtet, die Ausbildungsangebote wahrzunehmen und die ihm übertragenen Aufgaben zuverlässig und nach bestem Wissen verantwortungsbewusst und bewohnerzentriert durchzuführen. Hierbei steht die Aktivierende Pflege im Vordergrund (vgl. Pflegeversicherung).

§ 16 Altenpflegegesetz

„Die Schülerin und der Schüler haben sich zu bemühen, die Kenntnisse, Fähigkeiten und Fertigkeiten zu erwerben, die erforderlich sind, um das Ausbildungsziel zu erreichen. Sie sind insbesondere verpflichtet,

1. *an den vorgeschriebenen Ausbildungsveranstaltungen teilzunehmen,*

2. *die ihnen im Rahmen der Ausbildung übertragenen Aufgaben und Verrichtungen sorgfältig auszuführen,*

3. *die für Beschäftigte in den jeweiligen Einrichtungen geltenden Bestimmungen über die Schweigepflicht einzuhalten und über Betriebsgeheimnisse Stillschweigen zu wahren."*

Weitere Aufgaben der Schülerin/des Schülers:

–   Führen des Praxisleitfadens und regelmäßige Besprechungen mit der Praxisanleiterin/dem Praxisanleiter

–   Im Rahmen der Jahresarbeit die Pflege und Betreuung einer/eines ausgewählten Bewohnerin/Bewohners zu übernehmen und eine entsprechende schriftliche Arbeit anzufertigen

1.3.6 Praktika außerhalb der Einrichtung

Die praktische Ausbildung im Gesamtumfang von mindestens 2500 Stunden gliedert sich wie folgt:

(Die Zeitangaben und der Verteilungsmodus muss der Schüler bei der Schule oder dem Ausbildungsträger erfragen und hier von Hand eintragen.)

Mind. 2.000 Stunden in stationären/teilstationären Einrichtungen der Altenpflege,

(i. d. R. 200) Stunden in einer offenen oder ambulanten Einrichtung, z. B. einer Sozialstation, einer Einrichtung des betreuten Wohnens oder einem mobilen sozialen Dienst,

mind. 300 Stunden in einer gerontopsychiatrischen Einrichtung und für

mind. 200 Stunden in einem allgemeinen Krankenhaus oder in einer geriatrischen Klinik

Stunden (z. B. Tagespflege)

Stunden zur freien Verteilung

auf die oben genannten Ausbildungsbereiche eingesetzt.

Die Gewährleistung sowie der Zeitpunkt der Einsätze wird durch die Praxisstelle geplant und koordiniert. Hierbei wirkt der zuständige Fachlehrer der Schule nach Bedarf mit. Alle Außeneinsätze werden durch die betreuenden Fachkräfte in diesen Einrichtungen beurteilt. Auch während der Praktika findet in der Regel eine Betreuung und Benotung durch die Fachlehrer statt. Über die Einsätze muss die Schülerin/der Schüler in der Jahresarbeit berichten.

Die praktische Ausbildung, die gemäß § 4 Abs. 3 Satz 1 des Altenpflegegesetzes verpflichtend in einem Heim bzw. einer stationären Pflegeeinrichtung und in einer ambulanten Pflegeeinrichtung stattfindet, umfasst mindestens 2.000 Stunden. Die durch das Gesetz vorgegebene besondere Bedeutung der Ausbildung in diesen Einrichtungen wird so manifestiert. Gleichzeitig bleibt Raum für die Ausbildung in den nach § 4 Abs. 3 Satz 2 benannten Ausbildungsstätten.

Die Stundenkontingente sind so zu verteilen, dass der Träger der praktischen Ausbildung seine Verantwortung für die praktische Ausbildung wahrnehmen kann und die Ausbildungsziele erreicht werden können. Der bestehende Dispositionsrahmen ist erforderlich, um Anliegen der beteiligten Einrichtungen im Interesse einer qualitativ hochwertigen Ausbildung berücksichtigen und auch bewährte Strukturen auf Länderebene aufrecht erhalten zu können.

1.3.7 Kompetenzerwerb durch Lernfeldkonzeption

Gefragt sind immer weniger „Befehlsempfänger", sondern Mitarbeiterinnen und Mitarbeiter, die selbstständig Sachverhalte erkennen und im Team arbeiten können, die Problemlösestrategien besitzen und entscheidungsfreudig sind:

Menschen, die neben dem natürlich weiterhin unverzichtbaren Fachwissen auch über Sozial- und Personalkompetenz verfügen.

Folgende Kompetenzen sollen durch die theoretische wie praktische Ausbildung in der Altenpflege erworben werden:

Handlungskompetenz

– Bereitschaft und Fähigkeit, sich in beruflichen, gesellschaftlichen und privaten Situationen sachgerecht, durchdacht sowie individuell und sozial verantwortlich zu verhalten

– Handlungskompetenz entfaltet sich in den Dimensionen von Fachkompetenz, Personalkompetenz und Sozialkompetenz

Personalkompetenz

– Bereitschaft und Fähigkeit, als individuelle Persönlichkeit die Entwicklungschancen, Anforderungen und Einschränkungen in Familie, Beruf und öffentlichem Leben zu klären, zu durchdenken und zu beurteilen, eigene Begabungen zu entfalten sowie Lebenspläne zu fassen und fortzuentwickeln. Personalkompetenz umfasst Eigenschaften wie Selbstständigkeit, Kritikfähigkeit, Selbstvertrauen, Zuverlässigkeit, Verantwortungs- und Pflichtbewusstsein. Zu ihr gehören insbesondere auch die Entwicklung durchdachter Wertvorstellungen und die selbst bestimmte Bindung an Werte.

Fachkompetenz

– Bereitschaft und Fähigkeit, auf der Grundlage fachlichen Wissens und Könnens, Aufgaben und Probleme zielorientiert, sachgerecht, methodengeleitet und selbstständig zu lösen und das Ergebnis zu beurteilen

Sozialkompetenz

– Bereitschaft und Fähigkeit, soziale Beziehungen zu leben und zu gestalten, Zuwendungen und Spannungen zu erfassen, zu verstehen sowie sich mit anderen rational und verantwortungsbewusst auseinander zu setzen und zu verständigen. Hierzu gehört insbesondere auch die Entwicklung sozialer Verantwortung und Solidarität.

Instrumentelle Kompetenzen sind also eine Bündelung von

1. Methodenkompetenz,

2. kommunikativer Kompetenz und

3. Lernkompetenz

als Grundlagen zur Entwicklung von Fach-, Personal- und Sozialkompetenz.

Quelle: Handreichung LEU/BW, Heft 02/40, September 2002

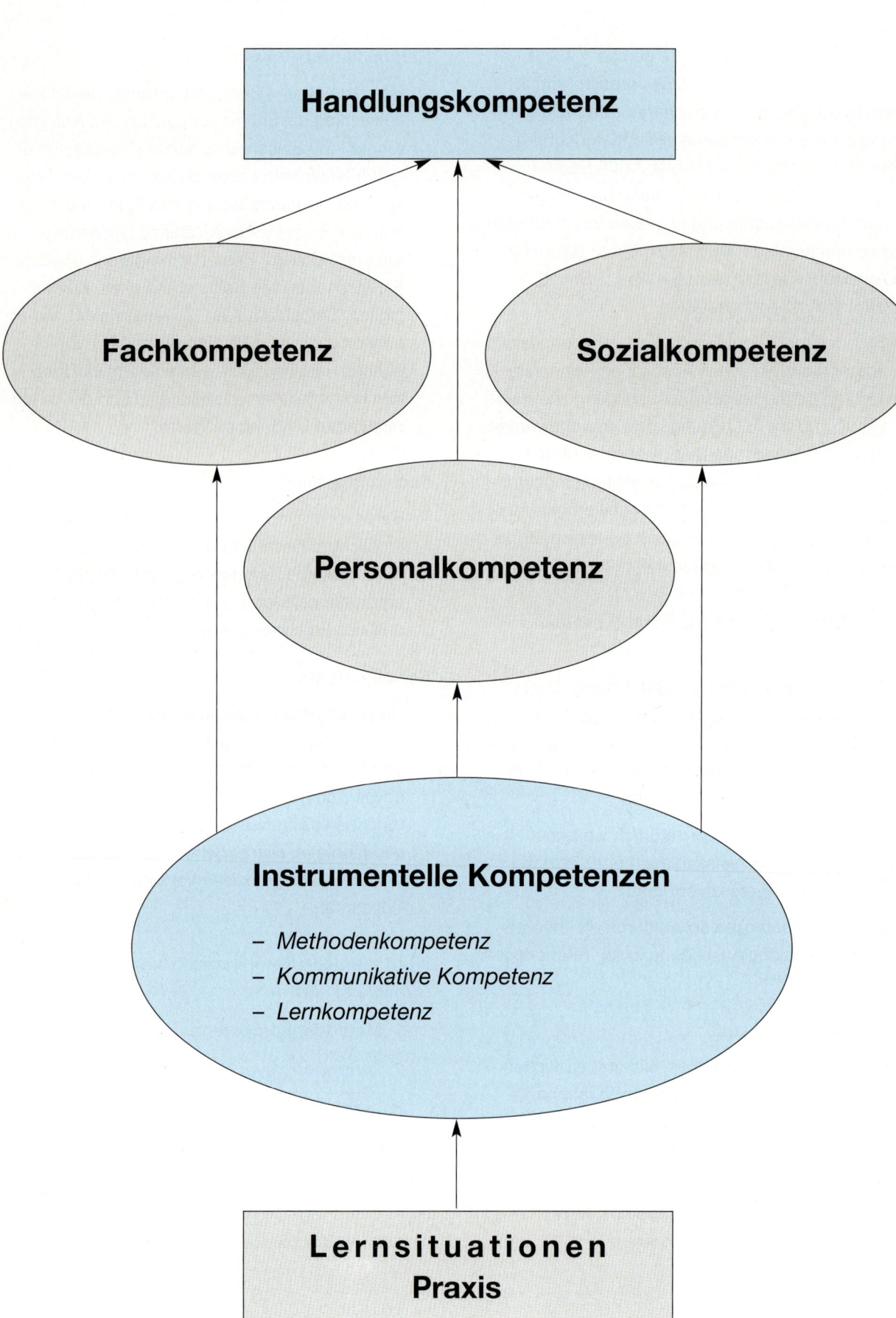

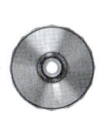

© Bildungsverlag EINS GmbH

Grundzüge der Ausbildung in der Altenpflege

ab dem 01.08.2003 auf der Grundlage des Bundesaltenpflegegesetzes

Ausbildungsziel

Die Ausbildung soll die Kenntnisse, Fähigkeiten und Fertigkeiten vermitteln, die zur selbstständigen und eigenverantwortlichen Pflege einschließlich der Beratung, Begleitung und Betreuung alter Menschen erforderlich sind.

Zugangsvoraussetzungen

– gesundheitliche Eignung und
– Realschulabschluss bzw. ein als gleichwertig anerkannter Bildungsabschluss oder
– Hauptschulabschluss, wenn außerdem eine Ausbildung als Altenpflegerhelfer/in oder Krankenpflegerhelfer/in oder eine andere, mindestens zwei Jahre dauernde Ausbildung abgeschlossen wurde.

Ausbildungsdauer

– 3 Jahre (Vollzeit)
– bis zu 5 Jahre (Teilzeit)
– 6 Monate Probezeit

Praktische Ausbildung

– mindestens 2.500 Stunden
  – mindestens 2.000 Stunden
    • Heim bzw. stationäre Pflegeeinrichtung[1] und
    • ambulanter Dienst[2]
  – verbleibende Stunden
    • psychiatrische Klinik
    • Allgemeinkrankenhaus mit geriatrischer Fachabteilung
    • geriatrische Rehabilitationseinrichtung
    • Einrichtung der offenen Altenhilfe
– Ausbildungsplan
– Ausbildungsbescheinigung

Theoretischer und praktischer Unterricht

– mindestens 2.100 Stunden
– Lernbereiche
  • Aufgaben und Konzepte in der Altenpflege
  • Unterstützung alter Menschen bei der Lebensgestaltung
  • Rechtliche und institutionelle Rahmenbedingungen altenpflegerischer Arbeit
  • Altenpflege als Beruf
– Zeugnis zum Ende eines jeden Ausbildungsjahres

Praxisanleiter/in

– Qualifikation:
  • Altenpfleger/in o. Krankenschwester, -pfleger mit mindestens zweijähriger Berufserfahrung und der Fähigkeit zur Praxisanleitung (Fortbildung)
– Aufgaben:
  • Schrittweise Heranführung der Schüler/in an die eigenständige Wahrnehmung der beruflichen Aufgaben
  • Beratende Funktion bei der praktischen Prüfung

Praxisbegleitung

Kooperation

Lehrkräfte

[1] oder [2] ist der Träger der praktischen Ausbildung

Rechtliche Strukturen der Ausbildung in der Altenpflege

ab dem 01. 08. 2003 auf der Grundlage des Bundesaltenpflegegesetzes

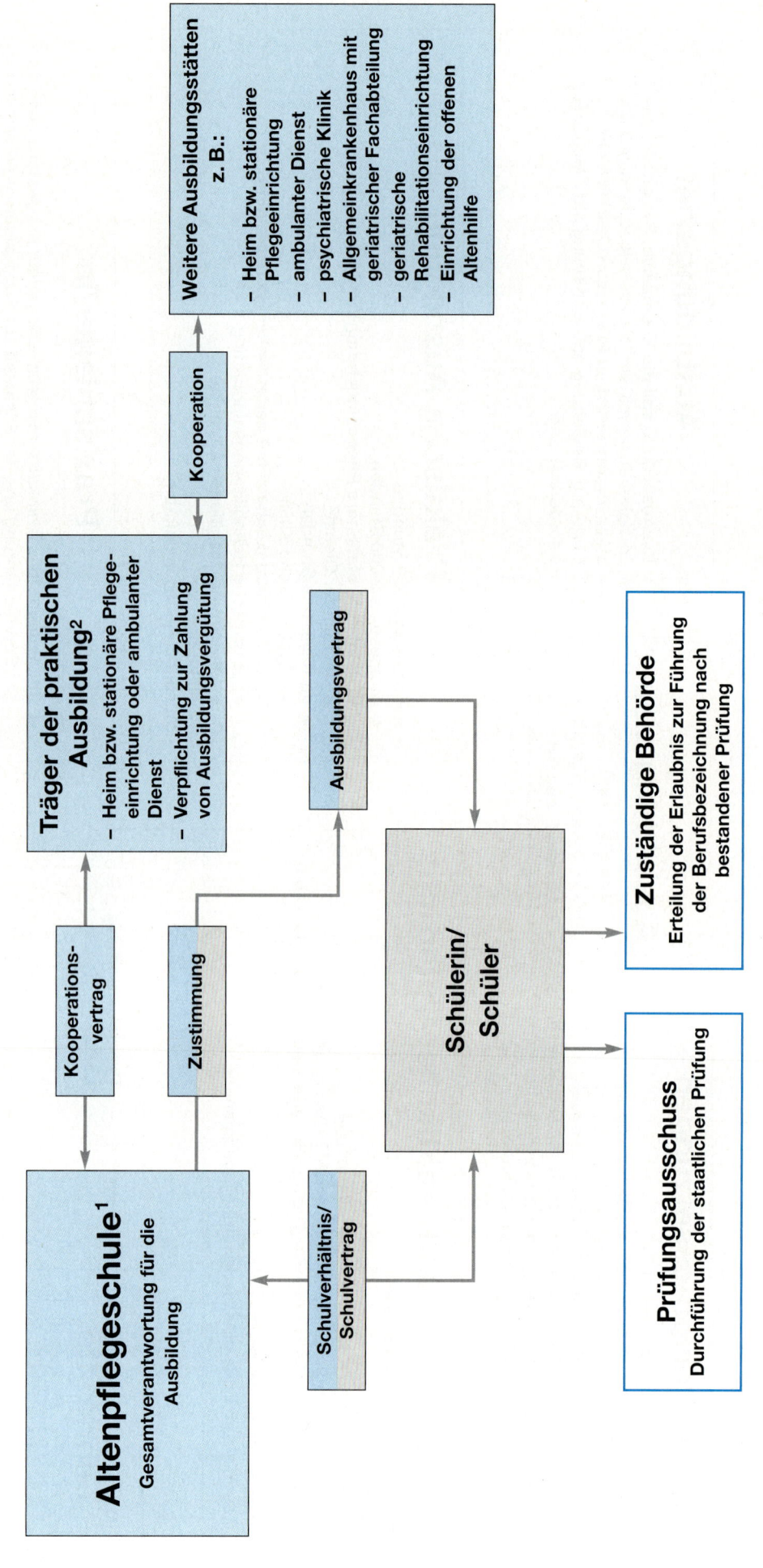

1 Finanzierung der Schulkosten aufgrund von Regelungen auf Länderebene
2 Finanzierung der Kosten der Ausbildungsvergütung:
  Berücksichtigung der Kosten in den Pflegesätzen bzw. in den Entgelten für Leistungen

Quelle: BMFSFJ, 2003

© *Bildungsverlag EINS GmbH*

2   Schriftliche Arbeiten

Bei der Erstellung der schriftlichen Arbeiten für das Fach „Praxis in der Altenpflege" müssen die jeweiligen landesrechtlichen Regelungen in den Ausbildungs- und Prüfungsverordnungen sowie die jeweiligen schulspezifischen Regelungen berücksichtigt werden.

2.1   Schriftliche Ausarbeitungen für die Praxisbesuche

Für die Praxisbesuche durch die Fachlehrer erstellt die Schülerin/der Schüler auf Anweisung des Fachlehrers für das Fach Alten- und Krankenpflege oder Aktivierung- und Rehabilitation eine schriftliche Situationsanalyse und Planung.

– Der Schweregrad richtet sich nach dem Ausbildungsstand des Schülers.

– Das Schema der Ausarbeitung entspricht den Schritten des Pflegeprozesses.

– Die schriftliche Ausarbeitung wird vom jeweiligen Fachlehrer bewertet und fließt mit in die Note des Praxisbesuches ein.

– Für den Bereich der Aktivierung und Rehabilitation erstellt der Schüler eine Verlaufsplanung entsprechend den Angaben des Fachlehrers.

– Aufbau und Gliederung werden im Unterricht besprochen.

2.2   Jahresarbeit (1. Ausbildungsjahr)

Hier soll die Schülerin/der Schüler die im Laufe des 1. Ausbildungsjahres gesammelten Erfahrungen anhand eines Fallbeispieles beschreiben sowie die bisherige Tätigkeit reflektieren.

Die Schülerin/der Schüler erstellt den Bericht entsprechend den Ausbildungsschwerpunkten. Das Schema der Ausarbeitung wird im Unterricht besprochen. Im ersten Schulhalbjahr wird ein Bericht verfasst, nachdem die Schüler eine Vorbereitung auf den Jahresbericht erfahren.

2.3   Jahresarbeit (2. und 3. Ausbildungsjahr)

Bei der Jahresarbeit im 2. und 3. Ausbildungsjahr übernimmt die Schülerin/der Schüler in der Regel die Pflege und Betreuung eines alten Menschen über einen längeren Zeitraum (Näheres bestimmt die Schule). Sie wird unter ein bestimmtes Thema gestellt, das die Fachlehrerin/der Fachlehrer an die Schülerin/den Schüler ausgibt (z. B. Krankheitsbild, Projekt oder Modell usw.).

Dabei sind sowohl der pflegerische Bereich als auch der der Aktivierung gleichermaßen einzubeziehen. Auch hier sucht die Fachlehrerin/der Fachlehrer in Abstimmung mit den Praxisanleitern einen geeigneten Heimbewohner aus. Die Bewertung wird nach Absprache der Fachlehrer untereinander vorgenommen. Der Schwierigkeitsgrad entspricht hierbei dem theoretischen und praktischen Ausbildungstand, welcher vom Schüler geleistet werden soll. Schwierigkeiten und Probleme sollen vom Schüler selbst gelöst werden. Gerade am Ende des 2. Ausbildungsjahres erkennt der Schüler seine Stärken und Schwächen und hat noch genügend Zeit Defizite auszuräumen.

3 Ausbildungsnachweis/Tätigkeitsnachweis

Der Tätigkeitsnachweis soll für Praxisanleiterinnen und -anleiter und den Schüler eine Orientierungshilfe über die praktischen Ausbildungsinhalte in der Altenpflege sein. Zudem kann der Schüler auch nach seiner Ausbildung nachweisen, was er gerlernt hat.

Der Ausbildungsnachweis ist entsprechend der Ausbildungskonzeption in die beiden **Schwerpunkte** der praktischen Ausbildung

– **Alten- und Krankenpflege mit Übungen** sowie

– **Aktivierung/Rehabilitation/Tägliche Versorgung**

aufgeteilt.

Es können jedoch nicht alle Tätigkeiten vollständig erfasst werden, sondern schwerpunktmäßig nur diejenigen, die in den Bereichen Alten- und Krankenpflege, Gesundheits- und Krankheitslehre, Arzneimittellehre, Psychiatrie und Aktivierung/Rehabilitation im theoretischen Unterricht besprochen wurden.

Die Reihenfolge der aufgeführten Tätigkeiten orientiert sich grundsätzlich am Lehrplan der Ausbildung und wird in der Schule in der Regel auch so unterrichtet.

Dabei lässt sich **nur das 1. Ausbildungsjahr** klar abgrenzen.

Für das **2. und 3. Ausbildungsjahr** sind die Übergänge fließend.

Handhabung:

In der Spalte **„Unterricht besprochen"** und **„gesehen/assistiert"** soll die Schülerin/der Schüler bei den einzelnen Tätigkeiten eigenverantwortlich das jeweilige Datum eintragen.

In der Spalte „Bestätigt: Pflegefachkraft" kann eine ausgebildete Altenpflegerin oder Gesundheits- und Krankenschwester mit Handzeichen die selbstständige Durchführung bestätigen.

In der Spalte **„selbstständig durchgeführt"** trägt der Schüler das jeweilige Datum ein und lässt **die/den Praxisanleiter oder Lehrkräfte in der letzten Spalte** mit dem Handzeichen unterschreiben.

Viele Tätigkeiten und Maßnahmen, vor allem im Bereich der Aktivierung und Rehabilitation, sind so individuell, dass es unmöglich ist, diese alle zu erfassen. Deshalb sind Leerzeilen eingefügt, so dass der Schüler oder die Einrichtung sowie die Schule hier Eintragungen machen können.

Bei Leerzeilen sollen die Schüler die in ihrem Bereich vorkommenden Spezifika ergänzend eintragen.

Da jeder Schüler eine individuelle Ausbildungssituation vorfindet, variieren die Ergänzungen im Vergleich zu denen der anderen Mitschüler.

Der Praxisanleiter soll nun gegebenenfalls das hierfür notwendige theoretische Hintergrundwissen vermitteln. Hierbei kann der betreuende Fachlehrer beratend mit einbezogen werden.

Der Tätigkeitsnachweis wird der Fachlehrerin/dem Fachlehrer bei jedem Praxisbesuch zur Einsichtnahme vorgelegt.

3.1 Ausbildungs- und Tätigkeitsnachweis – Pflege

3.1.1 Einführung in die Praxisstelle

	stationäre Altenhilfe	stationäre Altenhilfe	ambulante Einrichtung	Geronto-psychiatrie	Kranken-haus
	Datum und Handzeichen	Datum und Handzeichen	Datum und Handzeichen	Datum und Handzeichen	Datum und Handzeichen

Personen

Vorstellen

Mitarbeiter Station/Gruppe

- Heim-/Pflegedienstleitung
- Haus-/Wirtschaftspersonal
- Therapeuten
- Bewohner
- Heimbeirat (→ LF 2.3)

Einrichtung/Räumlichkeiten

Zeigen und Erklären (auf Station)

- Dienstzimmer/Teeküche
- Personalaufenthaltsraum/Umkleiden
- Bewohnerzimmer/Belegungsplan
- Gemeinschaftsräume
- Bad
- Fäkalienraum/Steckbeckenspüle
- Wäsche-/Abfallentsorgung
- Abstell-/Lagerraum
- Geräteraum

Zeigen und Erklären (im Haus)

- Pforte
- Aufzüge
- Verwaltung
- Speisesaal
- Küche/Speiseverteilsystem
- Wäscherei
- Kapelle
- Therapieräume
- Fußpflege/Frisör

Pflegebedarfserhebungsverfahren in der jeweiligen Einrichtung (→ LF 1.1 + 1.5)

- Ermittlung der Pflegebedürftigkeit
- Objektive und subjektive Beobachtungskriterien
- Normale Situation und Abweichungen

stationäre Altenhilfe	stationäre Altenhilfe	ambulante Einrichtung	Geronto-psychiatrie	Kranken-haus
Datum und Handzeichen	Datum und Handzeichen	z. B. Sozial-station	entsprechende Anerkennung	oder Fachklinik

Konzeption (→ 1.1 + 3.1 + 3.2)
Erklären

- Träger der Einrichtung
- Zuständigkeiten
- Unterstellungsverhältnis
- Leitbild der Einrichtung
- Eingeführtes Pflegemodell (z. B. Krohwinkel)
-
- Maßnahmen zur Qualitätssicherung
-

Arbeitsabläufe (→ 1.1 + 1.2)
Zeigen und Erklären

- Dienstplan/Dienstzeiten
- Dokumentationssystem
- Übergabe
- Dienstbesprechung
- Dienstkleidung (Ausgabe/Reinigung)
- Tagesablauf/Arbeitsablaufplan
- Bedienung von Geräten nach der MedGV
- Rufanlage (§ 7 Heim Mind BauV)
- Telefonanlage/Suchfunk/Notruf
- Ärztliche Betreuung
- Visite
- Verhalten in Notfällen/Notarzt
- Verhalten im Brandfall
- Notausgänge/Fluchtwegeplan
-
-
-

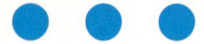

3.1.2 Grundpflegerische Tätigkeiten (Allgemeine Pflege)

	Unterricht besprochen	gesehen/ assistiert	selbstständig durchgeführt	Bestätigt: Pflegefach- kraft	Praxisanleiter/ Stationsleitung
	Datum	Datum	**Datum**	**Unterschrift**	**Unterschrift**
Betten (→ LF 1.3)					
● Betten bedienen					
● leeres Bett machen					
● Wäschewechsel bei leerem Bett					
● Betten bettlägeriger Bewohner					
● Wäschewechsel bei Bettlägerigen					
●					
Schlafunterstützende Maßnahmen (→ LF 1.3 + 2.2 + 2.3)					
● Nachtbeleuchtung/Rufanlage kontrollieren					
● Abdunklungsmöglichkeiten					
● Lüftung					
● Raumtemperatur					
● Beobachtung von Schlaf					
● Schlafrituale					
● Schlafmilieu					
Mobilisation (→ LF 1.2 + 1.3 + 1.5 + 2.2)					
● Hochheben im Bett					
● Drehen im Bett					
● Transport mit dem Bett					
● Mobilisation aus dem Bett					
– Anwenden von Mobilisationshilfen (z. B. Drehteller)					
– Besonderheit bei DK oder PEG-Sonde					
● Transfer in den Stuhl/Rollstuhl					
● Einsatz von Gehhilfen					
– Gehstöcke					
– Gehwagen					
– Stehbrett (Reha- Einrichtung)					
● Unterstützung beim Gehen					
●					

	Unterricht besprochen	gesehen/ assistiert	selbstständig durchgeführt	Bestätigt: Pflegefach- kraft	Praxisanleiter/ Stationsleitung
	Datum	Datum	**Datum**	**Unterschrift**	**Unterschrift**
● Kinästhetisches Handling					
● Anwendung des Bobath-Konzeptes					
●					
●					

Lagerungen (→ LF 1.3 + 1.2 + 2.1 + 2.2)

● Einsatz und Handhabung von Hilfsmitteln					
– Fell					
– Schaumstoff					
– Lagerungskissen					
– Gelkissen					
– Fußstützen					
– Bettbogen					
● Spez. Reha-Hilfsmittel					
● Anziehhilfen					
●					
● Aufbewahrung von Lagerungshilfsmitteln					
● Lagerungsarten					
– flache Rückenlage					
– Oberkörperhochlage					
– Schocklage					
– Seitenlage 30 Grad					
– Bauchlage					
– U-Lagerung (Schiffchen-Lagerung)					
– stabile Seitenlage					
●					
●					
●					

	Unterricht besprochen	gesehen/ assistiert	selbstständig durchgeführt	Bestätigt: Pflegefach- kraft	Praxisanleiter/ Stationsleitung
	Datum	Datum	**Datum**	**Unterschrift**	**Unterschrift**

Rückengerechtes Arbeiten (→ LF 1.1 + 4.4)

- Niveauverstellung Bett/Badewanne
- Einsatz von Liftern
  - Badelifter
  - Stehlifter
- Hebetechniken
- Tragetechniken
- Beachtung der berufsgenossenschaftl. Vorgaben
-
-
-
-

Körperpflege (→ LF 1.2 + 1.3 + 2.1)

- Ganz-/Teilwaschung am Waschbecken
- Ganz-/Teilwaschung im Bett
  - Körperpflege nach den Grundsätzen der Basalen Stimulation
  - beruhigende Ganzkörperwäsche
  - anregende Ganzkörperwäsche
-
-

- Intimpflege (→ LF 2.1)
  - Frauen
  - Männer
-

- Duschen

	Unterricht besprochen	gesehen/ assistiert	selbstständig durchgeführt	Bestätigt: Pflegefach- kraft	Praxisanleiter/ Stationsleitung
	Datum	Datum	**Datum**	**Unterschrift**	**Unterschrift**
● Reinigungsbad/Sitzbad					
– Besonderheiten bei Ableitungen (DK, PEG)					
● Fußbad					
●					
●					
● Hautpflege					
● Hautschutzmittel					
● Lotionen					
● Salben					
●					
● Mundpflege					
– Zähne putzen					
– Zahnprothesenpflege					
– Mundspülungen					
● Allgemeine Mundpflege					
● Mundpflegeset					
● Spezielle Mundpflege bei Erkrankungen					
● Lippenpflege					
● Nasenpflege					
● Ohrenpflege					
● Haarpflege					
– Kämmen					
– Zopf flechten					
– Eindrehen					
– Haarwäsche					
– Haarwäsche im Bett					
● Augenpflege					
●					
● Nagelpflege					
– Schneiden der Fingernägel					

	Unterricht besprochen	gesehen/ assistiert	selbstständig durchgeführt	Bestätigt: Pflegefach- kraft	Praxisanleiter/ Stationsleitung
	Datum	Datum	**Datum**	**Unterschrift**	**Unterschrift**
– Schneiden der Fußnägel					
– Feilen					
● Bartpflege					
● Rasieren – trocken					
● Rasieren – nass					
● Anwendung von Kosmetika					

Kleidung (→ LF 1.2 + 1.3 + 2.1)

● Auswahl/Reichen geeigneter Kleidung					
● Hilfestellung beim An- und Auskleiden					
● Anziehhilfen benutzen					
– Strumpfanzieher					
– Knopfhilfe					
● Ankleiden unselbstständiger Bewohner					
● Ankleiden bei motorischen Einschränkungen					
● Kleidung und Erscheinungsbild					
● Sexualität im Alter berücksichtigen					

Nahrungsaufnahme (→ LF 2.2 + 1.3 + 1.1 + 2.3)

● Hilfestellung beim Essen und Trinken					
– Tisch decken					
– Speisen servieren					
– Essen mundgerecht zerkleinern					
● Eingeben bei Schluckstörungen/Beobachtung					
● Einsatz von Hilfsmitteln					
– Kleidungsschutz					
– Warmhaltegeschirr-/platte					
– Spezialbesteck					
– rutschfester Teller/Unterlage					
– Schnabeltasse/Trinkhalm					
● Trinkplan					

	Unterricht besprochen	gesehen/ assistiert	selbstständig durchgeführt	Bestätigt: Pflegefach- kraft	Praxisanleiter/ Stationsleitung
	Datum	Datum	**Datum**	**Unterschrift**	**Unterschrift**
● Ein- und Ausfuhrdokumentation					
● Esskultur					
● Religiöse Vorbehalte (Rücksichtnahme)					
● Kostformen (Überblick) (→ LF 1.1)					
– Vollkost					
– Schonkost					
– passierte Kost					
– Diabetes-Kost					
– Diät-Kost					
– Sondenkost					
● Beobachtung des Ernährungszustandes					
– Körpergröße messen					
– Körpergewicht ermitteln – Sitzwaage					
– Stehwaage					

Prophylaxen (→ LF 1.1 + 1.2 + 1.3 + 1.5)

● Dekubitusprophylaxe					
– Beobachtung der Haut					
– Hautschutz					
– Förderung der Hautdurchblutung					
– Weich- und Hohllagerung, Hochlagerung					
– Wechseldruckmatratze					
– Gradeinteilungen					
– Umlagerung nach Plan					
– nationaler Expertenstandard „Dekubitusprophylaxe"					
–					
● Pneumonieprophylaxe					
– Anwendung ätherischer Öle					
– Atemstimulierende Einreibungen					
– Vibrax/Klopfungen					

	Unterricht besprochen	gesehen/ assistiert	selbstständig durchgeführt	Bestätigt: Pflegefach-kraft	Praxisanleiter/ Stationsleitung
	Datum	Datum	**Datum**	**Unterschrift**	**Unterschrift**
– Abhusten					
– Atemübungen					
– Totraumvergrößerung (Giebelrohr)					
– Inhalationen					
– Lagerungen					
● Thromboseprophylaxe					
– Kompressionsstrümpfe abmessen/anziehen					
– Kompressionsverband					
– Bewegungsübungen					
– Beinhochlagerung					
– Einreibungen					
● Kontrakturenprophylaxe					
– funktionelle Lagerung					
– Mittelstellung der Gelenke					
– Spezielle Lagerungsmittel					
– Bewegungsübungen – passiv					
– assistiv					
– aktiv					
– resistiv					
● Soor- und Parotitisprophylaxe					
– Zähne putzen					
– Zahnprothesen reinigen					
– Mundspülungen mit Lösungen					
– Massage					
– Speichelfluss anregende Mittel					
● Mundpflegeset					
– Lösungen					
– Gebrauch von Klemmen, Spatel usw.					

	Unterricht besprochen	gesehen/ assistiert	selbstständig durchgeführt	Bestätigt: Pflegefach- kraft	Praxisanleiter/ Stationsleitung
	Datum	Datum	**Datum**	**Unterschrift**	**Unterschrift**
● Intertrigoprophylaxe					
– Beobachtung der Haut					
– Hautschutz mit Salben					
●					
● Sturzprophylaxe					
– Veränderungen am Bett					
– Beseitigung von Stolperfallen					
– Kontrolle der Schuhe auf Sitz und Passform					
– Kleiderkontrolle					
– Beleuchtung (Erreichen durch den Bewohner)					
– Hinweise über Haltemöglichkeiten (Bad)					
–					
–					

Umgang mit Ausscheidungen
(→ LF 1.2 + 1.3 + 1.5 + 2.1)

● Stuhlgang					
– Bewohner zur Toilette begleiten					
– Steckbecken reichen					
– Umgang mit Nachtstuhl					
– Überwachung und Beobachtung					
– Dokumentation					
– Klistier verabreichen					
– Entnahme einer Stuhlprobe					
● Urin					
– Urinflasche reichen					
– Steckbecken reichen					
– Überwachung und Beobachtung					
– Dokumentation					
– Gewinnung einer Urinprobe					

	Unterricht besprochen	gesehen/ assistiert	selbstständig durchgeführt	Bestätigt: Pflegefach- kraft	Praxisanleiter/ Stationsleitung
	Datum	Datum	**Datum**	**Unterschrift**	**Unterschrift**
● Pflege bei Inkontinenz					
– Einsatz von Einlagen (Inkontinenzgrad)					
– Einsatz von Urinalkondomen					
– Hautschutz					
– Toilettentraining					
– Beklopfen der Bauchdecke					
– Blasentraining					
● Erbrechen					
– Hilfestellung					
– Nachsorge					
– Überwachung und Beobachtung					
– Dokumentation					
● Sputum					
– Sputumbecher, Hilfe beim Abhusten					
– Beobachtung und Dokumentation					
– Entsorgung					
● Fluor					
– Vorlagen					
– Beobachtung und Dokumentation					
● Schweiß (Auftreten)					
– Beobachtung bei Schock					
– Beobachtung bei Fieber					
– Beobachtung bei Hypoglykämie					
– Geruch (spez. Erkrankungen, z. B. Leberkoma)					
– Dokumentation und Informationsweitergabe					
– Informationsweitergabe					

	Unterricht besprochen	gesehen/ assistiert	selbstständig durchgeführt	Bestätigt: Pflegefach- kraft	Praxisanleiter/ Stationsleitung
	Datum	Datum	**Datum**	**Unterschrift**	**Unterschrift**

Vitalzeichen (→ LF 1.1 + 1.2 + 1.3 + 1.5)

● Puls					
– Kontrolle von – Frequenz					
– Rhythmus					
– Qualität					
– Radialispuls					
– Carotispuls					
– Dorsalis pedis (Fußpuls)					
– Dokumentation und Informationsweitergabe					
● Blutdruck					
– Blutdruckmessung					
– mittels Oberarmmanschette					
– mittels Handgelenkmessgerät					
– Dokumentation und Informationsweitergabe					
● Orthostatischer Kollaps					
– Frühsymptome erkennen					
– Sofortmaßnahmen einleiten					
– Dokumentation und Informationsweitergabe					
● Atmung					
– Atmungskontrolle – Frequenz					
– Rhythmus					
– Geräusch					
– Atemtiefe					
– Schnarchen					
●					
● Beobachtung der Atemtypen					
– Biot'sche Atmung					
– Cheyne-Stokes-Atmung					
– Schnapp-Atmung (agonale Atmung)					
– Kussmaul-Atmung					

	Unterricht besprochen	gesehen/ assistiert	selbstständig durchgeführt	Bestätigt: Pflegefachkraft	Praxisanleiter/ Stationsleitung
	Datum	Datum	**Datum**	**Unterschrift**	**Unterschrift**
– Hyperventilation					
– Sofortmaßnahmen bei Hyperventilation					
– Atmungserleichternde Lagerung					
– Dokumentation und Informationsweitergabe					
● Körpertemperatur					
– Temperaturkontrolle – axillar					
– rectal					
– sublingual					
– Verabreichen einer Wärmflasche					
– Anlegen von Wadenwickeln					
– Maßnahmen bei Schüttelfrost					
– Dokumentation und Informationsweitergabe					

Hygiene (→ LF 1.1 + 1.2 + 1.3 + 4.4)

● Händehygiene					
– Hände waschen					
– Händedesinfektion (30 Sek.)					
– Infektionsprophylaxe					
– Hautpflege der Hände					
● Selbstschützende Maßnahmen					
● Desinfektionsplan/Standard					
● Herstellung einer Desinfektionslösung					
● Desinfektion von Instrumenten					
– Badewanne/Lifter					
– Betten					
– Steckbecken					
– Urinflasche					
– Toilettenstuhl					
–					
–					

	Unterricht besprochen	gesehen/ assistiert	selbstständig durchgeführt	Bestätigt: Pflegefach- kraft	Praxisanleiter/ Stationsleitung
	Datum	Datum	**Datum**	**Unterschrift**	**Unterschrift**
● Umgang mit Schmutzwäsche					
● Sterilisation					
● Umgang mit sterilem Material					
– Lagerung					
– aseptisches Arbeiten					
– Zureichung bei Verbandwechsel					
● Information über das Infektionsschutzgesetz					
● Infektionswege erfassen					
● Psychohygiene des Pflegepersonals					

Mitwirkung bei der medizinischen Diagnostik und Therapie (→ LF 1.1 + 1.2 + 1.3 + 1.5)

●					
● Verabreichung von Suppositorien					
● Verabreichung von Salben					
● Assistenz bei Verbänden					
●					
●					

Mitwirken bei der Blutzuckerkontrolle (→ LF 1.1 + 1.2 + 1.3 + 1.5)

● Schnelltest – Kapillarblutentnahme					
● Unterstützung alter Menschen mit Diabetes mellitus					
●					

Mitwirkung bei der Medikamentengabe (→ LF 1.1 + 1.2 + 1.3 + 1.5)

● Verabreichen von Medikamenten					
● orale Verabreichung					
● Richten unter Kontrolle					
● subcutane Injektion (Insulin)					
● 6er Regel					
● Dokumentation					
● Beobachtung der Medikamentenwirkung					
● Beobachtung von Nebenwirkungen					
● Lagerung und Entsorgung					

© Bildungsverlag EINS GmbH

	Unterricht besprochen	gesehen/ assistiert	selbstständig durchgeführt	Bestätigt: Pflegefach- kraft	Praxisanleiter/ Stationsleitung
	Datum	Datum	**Datum**	**Unterschrift**	**Unterschrift**

Pflegeprozess, Pflegediagnose, Pflegebericht (→ LF 1.1 + 1.2 + 1.4 + 4.2)

- Kennen des Dokumentationssystems
- Pflegediagnose Mithilfe bei der Ermittlung/Kennen
- Klassifikationssysteme
- Informationssammlung
  - Befragung des Bewohners
  - Befragung von Angehörigen
  - Beobachtung von – Aussehen
    - Beweglichkeit
    - Stimmungslage
    - Orientierung
  - Kontakte zur Familie/Freunden (→ LF 2.1)
  - Kontakte zu Mitbewohnern
- Erfassung von Problemen und Ressourcen
- Festlegung des Abhängigkeitsgrades
- Formulierung von Pflegezielen
- Auswahl geeigneter Maßnahmen
- Beurteilung der Pflege
- Dokumentation der Maßnahmen/Beobachtung
- Pflegebericht/Überprüfung der Pflege
- Grenzen der Pflegeplanung diskutieren
-
- Anwendung von Expertenstandards
-
- Biographiearbeit
- Behinderung im Alter (→ LF 2.1)

Mit Krisen und schwierigen sozialen Situationen umgehen

- Umgang mit aggressiven Bewohnern
  - Beruhigendes, ablenkendes Gespräch
  - Respektierender Umgang

	Unterricht besprochen	gesehen/ assistiert	selbstständig durchgeführt	Bestätigt: Pflegefach- kraft	Praxisanleiter/ Stationsleitung
	Datum	Datum	**Datum**	**Unterschrift**	**Unterschrift**
● Mitnahme und Einbeziehung der Bewohner zu bestimmten Tätigkeiten					
–					
–					
● Reaktion und Umgang bei tätlichen Angriffen					
– Nähe und Distanz					
– Professioneller Umgang mit Eigenaggressionen					
– Spannungen in der Pflegebeziehung wahrnehmen					
– Gewaltprävention					
– Gewaltfreie Kommunikation					
– Aktives Zuhören					
– Ich-/Du-Botschaften wahrnehmen/anwenden					
– Körpersprache beachten					
– Klientenzentrierte Gesprächsführung					
●					
●					
●					
●					
●					

Kommunikation bei Behinderungen
(→ LF 1.1 + 1.2 + 1.3 + 1.4 + 2.1 + 4.3)

● Schwerhörigkeit/Taubheit					
– deutliche Sprache mit Blickkontakt					
– Umgang mit Hörhilfen					
– Überprüfung auf Funktionstüchtigkeit					
– Reinigung nach Gebrauchsanweisung					
– Beobachtung der psychischen Situation					
– Begleitung zum HNO-Arzt					
● Sehbehinderung/Blindheit					
– Umgang mit Sehhilfen					
– Gestaltung der Umgebung					
– Beachtung der psychischen Situation					
– Begleitung zum Augenarzt					

	Unterricht besprochen	gesehen/ assistiert	selbstständig durchgeführt	Bestätigt: Pflegefach- kraft	Praxisanleiter/ Stationsleitung
	Datum	Datum	**Datum**	**Unterschrift**	**Unterschrift**

● Sprachbehinderungen

Beachtung der psychischen Situation und angemessener Umgang bei:

  – Stottern

  – Brocca-Aphasie

  – Wernicke-Aphasie

  – Dysarthrie

  – amnestische Aphasie

● Schwerkranke

  – Kommunikation mit komatösen Bewohnern

● Besondere Verhaltensweisen

  – Mutismus (Stummheit ohne organischen Defekt)

  – Verwirrtheit

  – validierendes Verhalten

  – respektierender Umgang

Umgang mit aggressiven und verwirrten Bewohnern (→ LF 1.1 + 1.2 + 1.4 + 4.3)

● Beruhigendes, ablenkendes Gespräch

● Reaktion und Umgang bei tätlichen Angriffen

● Mitnahme und Einbeziehung der Bewohner zu bestimmten Tätigkeiten

  –

  –

  –

  –

Betreuung und Pflege schwerkranker und sterbender Menschen (→ LF 1.1 + 1.2 + 1.3 + 2.1 + 4.1)

● Betreuung und Pflege Palliativversorgung

● Schmerzbekämpfung/Therapieplan

● Aufrechterhaltung der Orientierung

● Hilfen bei Bewältigung von Angst

	Unterricht besprochen	gesehen/ assistiert	selbstständig durchgeführt	Bestätigt: Pflegefach- kraft	Praxisanleiter/ Stationsleitung
	Datum	Datum	**Datum**	**Unterschrift**	**Unterschrift**
● Hilfen bei Bewältigung von Leid und Trauer					
● Hilfen bei Panikattacken					
● Hospizhelfer verständigen und einbeziehen					
● Umgang mit religiösen Fragen					
● Einbeziehen eines Geistlichen					
● Vorbereitungen zur Krankensalbung					
● Beobachtung von Todeszeichen					
● Festhalten des Zeitpunktes des Todes					
● Information von Arzt/Angehörigen/Heimleitung					
● Versorgung des Toten					
● Verständigung eines Bestatters/Instituts					
● Begleitung der Angehörigen					
● Berücksichtigung der Sterbe-Trauer- Abschiedsrituale					
● Spezielle Sterbebegleitung					
● Sitzwache					
●					
● Ethische Konfliktsituation im Team diskutieren					
● Teilnahme an Trauerfeier/Beerdigung					
● Abschied nehmen zusammen mit Heimbewohnern/Angehörigen					

Rechtliche Grundlagen
(→ LF 1.2 + 1.5 + 3.1 + 4.1)
Umgang mit Bewohnern/Patienten,
welche fixiert werden müssen

	Unterricht besprochen	gesehen/ assistiert	selbstständig durchgeführt	Bestätigt: Pflegefach- kraft	Praxisanleiter/ Stationsleitung
● Fixierungsmöglichkeiten					
– Bettgitter					
– Bauchgurt					
– Sicherungsdecke					
–					
–					
–					

	Unterricht besprochen	gesehen/ assistiert	selbstständig durchgeführt	Bestätigt: Pflegefach- kraft	Praxisanleiter/ Stationsleitung
	Datum	Datum	**Datum**	**Unterschrift**	**Unterschrift**
–					
–					
● Rechtliche Voraussetzungen abklären					
● Dokumentation/Weitergabe der Information					
● Besondere Sorgfalts-/Aufsichtspflicht					
● Datenschutz					
● Schweigepflicht § 203 StGB					
● Betreuerinformation					
●					
● DRGs (Diagnosis Related Groups) kennen					
●					
●					
●					

Handeln in Notfällen (→ LF 1.3 + 3.2)

	Unterricht besprochen	gesehen/ assistiert	selbstständig durchgeführt	Bestätigt: Pflegefach- kraft	Praxisanleiter/ Stationsleitung
● Sofortmaßnahmen					
– Notfallkofferüberprüfung, Verfallsdatenkontrolle					
– Rettungskette					
– Sauerstoffgerät (Einsatz, Funktionspüfung)					
– Alarmsysteme					
– Notfallmedikamente					
– Reanimationsübung					
– Reanimation eines Menschen					
– Erste Hilfe Maßnahmen					
– Rechtliche Grundlagen					

3.2 Ausbildungsnachweis – Aktivierung

Alter ist nicht mit Krankheit gleichzusetzen!

Die ganzheitlich orientierte Betreuung des alten Menschen darf deshalb **nicht nur** die körperlichen Bedürfnisse eines Menschen beinhalten, sondern muss immer auch die psychosoziale Seite einbeziehen. In diesem Zusammenhang wurde der Begriff der „Aktivierenden Pflege" geprägt.
„Mit Aktivierender Pflege sollen die vorhandenen, verfügbaren Eigenaktivitäten (Ressourcen) eines alten und kranken Menschen innerhalb der Pflege gesichert und gefördert werden."   (U. Lehr, 1983)

Damit wird nicht nur dem Wunsch nach möglichst viel Selbstständigkeit und Selbstbestimmung entsprochen, sondern das Prinzip der Pflege, Hilfe zur Selbsthilfe zu sein, beeinflusst auch die Sichtweise der Pflegenden in Bezug auf die meist sehr abhängigen Bewohner.

Diesem Anspruch wird das Fachgebiet „Aktivierung und Rehabilitation" gerecht. Das Fach gliedert sich wie folgt:

- Persönlichkeit und Lebensfeld
- Musisch-Ästhetisches in der Alltagsgestaltung
- Erhaltung und Förderung in der Gedächtnisleistung
- Kulturelles Leben
- Spiel
- Werken und bildnerisches Gestalten
- Musik
- Bewegung und Tanz
- Feier- und Festgestaltung

Durch die Verbindung zu den Fachgebieten der Alten- und Krankenpflege, der Gerontologie und der Gesundheits- und Krankheitslehre soll die Schülerin/der Schüler auch die Fähigkeit erlangen, die Biographie, die körperlichen und psychosozialen Ressourcen und die von der älteren Generation geachteten Werte und Bräuche mit einzubeziehen.

Im Rahmen der praktischen Ausbildung müssen die Schülerinnen/die Schüler Gelegenheit haben, durch regelmäßige Angebote in allen Fächern ausreichend Erfahrung in der Durchführung von Aktivierungsmaßnahmen zu sammeln. Dies ist auch deshalb wichtig, weil die praktische Prüfung im Fach Aktivierung und Rehabilitation gleichgewichtig neben dem praktischen Teil in der Alten- und Krankenpflege ist. Über die durchgeführten Maßnahmen (Angebote) führt die Schülerin/der Schüler den Ausbildungsnachweis.

Im ersten Ausbildungsjahr sieht der Lehrplan die beiden Einheiten „Persönlichkeit und Lebensfeld" sowie „Musisch-Ästhetisches in der Alltagsgestaltung" vor. Sie stellen eine Einführung in das umfassende Gebiet der Aktivierung und Rehabilitation in der Altenpflege dar und sollen das Verständnis für das Fach herstellen.

Persönlichkeit und Lebensfeld: **Hilfsmittel und Wohnraumanpassung** (→ LF 1.1 + 1.2 + 2.1 + 2.2 + 2.3)	Unterricht besprochen	gesehen/ assistiert	**selbstständig durchgeführt**	**Bestätigt: Pflegefach- kraft**	**Praxisanleiter/ Stationsleitung**
	Datum	Datum	**Datum**	**Unterschrift**	**Unterschrift**
● Biographische Orientierung					
● Herausstellen der Interessen und Lebens- gewohnheiten älterer Menschen					
● Hilfen in der Lebensgestaltung (Beispiele)					
– Kontaktherstellung zu anderen Bewohnern					
– Zum anderen Geschlecht in Beziehung treten					
– Spaziergänge					
– Einkauf von Gegenständen des täglichen Bedarfs					
– Einkauf von Kleidung und Schuhen					
– Lesen der Tageszeitung					
– Besuch von öffentlichen Veranstaltungen					
– Besuch von Veranstaltungen im Heim					
– Besuch von Gottesdiensten					
– Versorgung von Haustieren					
– Lebenssituationen wahrnehmen – beobachten					
– darstellen – beschreiben					
– Planungskriterien erfassen					
– Reflektieren					
– Raumgestaltung					
– Einkaufen von Luxusgegenständen					
● Hilfe zur Selbsthilfe (aktivierende Pflege) vgl. AKPl					
– zur Kommunikation					
– zum Gehen und Fahren					
– zum An- und Ausziehen					
– zur Hausarbeit					
–					
● Gestaltung und Nutzung des Bewohnerzimmers					
– Selbstständigkeit beim Bettenmachen					
– Ordnung im Nachttisch/Kleiderschrank					
– Wandschmuck					
– Fernsehen/Radio					

	Unterricht besprochen	gesehen/ assistiert	selbstständig durchgeführt	Bestätigt: Pflegefach- kraft	Praxisanleiter/ Stationsleitung
	Datum	Datum	**Datum**	**Unterschrift**	**Unterschrift**
– Pflege der Topfpflanzen – gießen					
– umtopfen					
–					
● Orientierungshilfen					
– Beschilderung von Türen/Räumen					
– Tageskalender					
– Uhr					
– Speiseplan					
– Tages-/Wochenplan (Veranstaltungen)					
– Fotos mit Namen des Personals					
–					
● Barrierefreies Wohnen					

Musisch-Ästhetisches in der Alltagsgestaltung

	Unterricht besprochen	gesehen/ assistiert	selbstständig durchgeführt	Bestätigt: Pflegefach- kraft	Praxisanleiter/ Stationsleitung
● Beispiele für Angebote aus den Bereichen:					
– Spiel – mitwirken					
– Musik – mitwirken					
– Einsatz von einfachen Musikinstrumenten					
– Einsatz von Tonträgern (CD-Player, MC usw.)					
– Bewegung – mitwirken					
– Werken – mitwirken					
– Mitwirken bei der Fest- und Feiergestaltung					
– Weihnachten					
– Ostern					
– Sommerfest					
– Mitwirken bei der Gesprächsführung					
–					
–					
–					
– Vorlesen (Tageszeitung)					

3.3 Ausbildungsnachweis – Behandlungspflege (Spezielle Pflege)

	Unterricht besprochen	gesehen/ assistiert	selbstständig durchgeführt	Bestätigt: Pflegefach- kraft	Praxisanleiter/ Stationsleitung
Umgang mit Arzneimitteln (→ LF 1.1 + 1.2 + 1.3)	Datum	Datum	**Datum**	**Unterschrift**	**Unterschrift**
● Beschaffung					
● Aufbewahrung und Lagerung					
● Beipackzettel (Waschzettel) beachten					
● Herrichten					
● Entsorgung von verfallenen Medikamenten					
● Verabreichung von oralen Medikamenten					
– Gewährleistung der Einnahme					
– Beobachtung von Wirkung und Nebenwirkungen					
● Dokumentation					
● Verabreichung von Augentropfen/-salbe					
● Verabreichung von Ohrentropfen					
● Verabreichung von Nasentropfen/-salbe					
● Verabreichung von Suppositorien					
● Betäubungsmittel/Betäubungsmittelgesetz					
– Lagerung					
– Dokumentation (Betäubungsmittelbuch)					
– Rückgabe					
●					
●					

Injektionen (→ LF 1.3 + 1.5 + 4.2)

● Vorbereitung/Nachbereitung					
– Aufziehen aus – Glasampullen					
– Stechampullen					
– Umgang mit Trockensubstanzen					
– Umgang mit Fertigspritzen					
– Entsorgung von Kanülen und Ampullen					
– Dokumentation					
● Subkutane Injektion					
– Applikationsorte: – Bauchdecke					
– Oberschenkel					
– Oberarm					

	Unterricht besprochen	gesehen/ assistiert	selbstständig durchgeführt	Bestätigt: Pflegefach- kraft	Praxisanleiter/ Stationsleitung
	Datum	Datum	**Datum**	**Unterschrift**	**Unterschrift**
– Durchführung im 45°-Winkel					
– Durchführung im 90°-Winkel					
– Verabreichung einer Fertigspritze					
– Vorbereitung eines Pen bei Diabeteserkrankung					
– Insulininjektion mit einem Pen					
– Durchführung einer Blutzuckerbestimmung					
Dokumentation/Weitergabe der Information					
● Intramuskuläre Injektion					
– Durchführung einer ventroglutealen Injektion nach von Hochstetter					
– Durchführung einer ventroglutealen Injektion nach Sachtleben					
– Beobachtung und Reaktion auf Komplikationen:					
Aspiration von Blut					
Auftreffen auf den Knochen					
Umbiegen der Kanüle					
Entzündliche Reaktionen					
Schmerzäußerungen des Bewohners					
● Blutentnahme (fakultativ)					
– Aufsuchen der geeigneten Vene					
– Desinfektion					
– Entnahme					
– Nachbereitung					
– Selbstschutzmaßnahmen					
– BSG = Bestimmung der Blutsenkungs- geschwindigkeit					
– Laboranordnungen					
– Dokumentation					

Infusionen

	Unterricht besprochen	gesehen/ assistiert	selbstständig durchgeführt	Bestätigt: Pflegefach- kraft	Praxisanleiter/ Stationsleitung
● Vorbereitung/Nachbereitung					
– Zumischen von Medikamenten					
– Verbinden und Entlüften des Überleitungssystems					
– Umstecken von Infusionslösungen					

	Unterricht besprochen	gesehen/ assistiert	selbstständig durchgeführt	Bestätigt: Pflegefach- kraft	Praxisanleiter/ Stationsleitung
	Datum	Datum	**Datum**	**Unterschrift**	**Unterschrift**
– Einstellen/Überwachen der Tropfengeschwindigkeit					
– Beobachtung der Einstichstelle:					
Paravenöse Zeichen					
Entzündungszeichen					
– Schutz vor unbeabsichtigtem Herausziehen der Kanüle					
– Schutz der Einstichstelle (Verbandwechsel)					
– Entfernen einer Kanüle					
– Entsorgung des Materials					
– Dokumentation					
– Bilanzierungsbogen führen					
● Subkutane Infusion					
– Applikationsort Oberschenkel					
– Durchführung:					
Vorspritzen von Medikamenten					
Anschließen der Infusion					
Fixieren					
Einstellung/Überwachung Tropfengeschwindigkeit					
– Infusionspumpen (MedGV)					
– ZVK (Zentraler Venenkatheter)					
– Verbandswechsel bei Verweilkanülen					
– Entsorgung des Materials					
– Dokumentation					

Wundverband (→ LF 1.3 + 1.5)

● Beurteilung der Wunde/Wundheilungsphasen					
● Wundbehandlungsplan Arzt/Pflege/Standard					
● Wundauflagen					
– Wundschnellverband (Pflaster)					
– Mullkompressen					
– Salbenkompressen					
– Hydrokolloidverband					

	Unterricht besprochen	gesehen/ assistiert	selbstständig durchgeführt	Bestätigt: Pflegefach- kraft	Praxisanleiter/ Stationsleitung
	Datum	Datum	Datum	Unterschrift	Unterschrift
● Entfernung aseptischer Verbände					
● Entfernung septischer Verbände					
● Wundreinigung bei aseptischen Wunden					
● Wundreinigung bei septischen Wunden					
● Anziehen steriler Handschuhe					
● Wundrandabdeckung					
● Auftragen von Medikamenten					
● Tamponieren					
● Wundspülung					
● Gewährleistung der Asepsis					
● Befestigung der Wundauflage					
– Heftpflaster					
– Mullbinde					
– Schlauchmull					
– Netzverbände					
– Fixiersysteme (Mefix)					
–					
–					
–					
–					

Blasenkatheterismus (→ LF 1.3 + 1.5 + 2.1)

● Vorbereitung					
– Gewährleistung der Intimsphäre					
– Sichtschutz					
– Material/Arbeitsplatz (sterile Flächen)					
– Lagerung des Bewohners					
● Legen eines Katheters					
– Frau					
– Mann					
● Dauerkatheter					
– Ableitung mit geschlossenem System					

	Unterricht besprochen	gesehen/ assistiert	selbstständig durchgeführt	Bestätigt: Pflegefach- kraft	Praxisanleiter/ Stationsleitung
	Datum	Datum	**Datum**	**Unterschrift**	**Unterschrift**
– Katheterpflege					
– Entleeren des Urinbeutels					
– Bilanzierungsbogen führen					
– Kontinenztraining					
– Blasenspülung					
– Blaseninstillation					
– Entfernung					
● Suprapubischer Katheter					
– Entleeren des Beinbeutels					
– Beobachtung der Eintrittstelle					
– Verbandwechsel					
● Dokumentation					

Einläufe (Abführmethoden) (→ LF 1.3 + 1.5)

	Unterricht besprochen	gesehen/ assistiert	selbstständig durchgeführt	Bestätigt: Pflegefach- kraft	Praxisanleiter/ Stationsleitung
● Vorbereitung					
– Gewährleistung der Intimsphäre					
– Erwärmen auf Körpertemperatur					
– Lagerung linke Seitenlage					
– Zusätze für Reinigungseinlauf					
● Durchführung					
– Mikroklist					
– Klistier					
– Reinigungseinlauf					
– Darmrohr					
● Beobachtung der Ausscheidung					
● Dokumentation					
● Colostoma, Versorgung					
● Ileostoma, Versorgung					
● Versorgung von (Anus praeter n.)/Stomaanlagen					
– Irrigation bei Anus praeter					
– Beutel wechseln					
– Platte anpassen und wechseln					

	Unterricht besprochen	gesehen/ assistiert	**selbstständig durchgeführt**	**Bestätigt: Pflegefachkraft**	**Praxisanleiter/ Stationsleitung**
	Datum	Datum	**Datum**	**Unterschrift**	**Unterschrift**
– Reinigung der umgebenden Haut					
– Einteilige Versorgungssystem					
– Zweiteilige Versorgungssysteme					
– Hautschutzmassnahmen					
– Beobachtung auf Veränderungen					
– Anleiten zur Selbstversorgung					
– Zusammenarbeit mit Stomatherapeuten					
– Beratung über Selbsthilfegruppen					
–					
–					

Magensonde (→ LF 1.3 + 1.5)

● Vorbereitung Legen einer naso-gastralen Sonde					
– Material					
– Lagerung des Bewohners					
● Durchführung					
– Assistenz					
– Kontrolle der Sonde					
– Fixierung					
– Ulcusprophylaxe/spez. Nasenpflege					
– Dokumentation					
● PEG-Sonde					
– Verbandwechsel					
– Beobachtung der Eintrittstelle					
– Reinigung der umgebenden Haut					
– Lage- und Fixationskontrolle					
– Dokumentation					
● Sondenernährung					
– flüssige Präparate/Kontrolle der Osmolarität					
– Zubereitung von Nahrung/Diätformen					

	Unterricht besprochen	gesehen/ assistiert	selbstständig durchgeführt	Bestätigt: Pflegefach- kraft	Praxisanleiter/ Stationsleitung
	Datum	Datum	**Datum**	**Unterschrift**	**Unterschrift**
– Verabreichung mit Spritzen/Trichter					
– Umgang mit verschiedenen Applikationsformen					
– Verabreichung mittels Ernährungspumpe (MedGV)					
● Kontrolle der Laufgeschwindigkeit					
● Bilanzierungsbogen führen					
● Kostaufbauschema					
● Psychosoziale Betreuung					
● Umgang mit Nahrungsverweigerung					
● Dokumentation					

Inhalationen (→ LF 1.3 + 1.5)

● Anfeuchten der Atemluft					
– Kopfdampfbad					
– Kamillendampf					
– Dampfinhalator					
– Ultraschallvernebler (MedGV)					
● Therapeutische Inhalation					
– Dosieraerosole					
– Aerosolpräparate					
– Medikamente					

Sauerstoffverabreichung (→ LF 1.3 + 1.5)

● Vorbereitung/Nachbereitung					
– Berechnung des Sauerstoffflascheninhaltes (p x v)[1]					
– Vorbereitung des Bewohners (Lagerung)					
– Luftanfeuchter anschließen (MedGV)					
– Sauerstoffmaske					
– Sauerstoffbrille					
– Sauerstoffsonde					
– Wechsel der Sauerstoffflasche (MedGV)					
– Transport/Lagerung von O_2-Flaschen					

[1] p = Druck; v = Volumen

	Unterricht besprochen	gesehen/ assistiert	selbstständig durchgeführt	Bestätigt: Pflegefach- kraft	Praxisanleiter/ Stationsleitung
	Datum	Datum	**Datum**	**Unterschrift**	**Unterschrift**
– Desinfektion des zuleitenden Systems					
– Aufbewahrung					
– Dokumentation					
● Durchführung					
– Sauerstoffmenge einstellen					
– Fixierung der Sonde					
– Überwachung und Pflege					
– Gefahren (chronische Lungenerkrankungen)					
– Verabreichen in Notfällen					
– Berechnung der Restmenge					

Absaugen (→ LF 1.3 + 1.5)

	Unterricht besprochen	gesehen/ assistiert	selbstständig durchgeführt	Bestätigt: Pflegefach- kraft	Praxisanleiter/ Stationsleitung
● Vorbereitung/Nachbereitung					
– Gerät betriebsbereit (MedGV)					
– Absaugkatheter					
– Sekretentnahme/Laborvorbereitung					
– Desinfektion/Aufbewahrung					
● Durchführung					
– Absaugen des Mund-/Nasenrachenraumes					
– Assistenz bei endotrachealem Absaugen					
– Dokumentation					
● Versorgung des Tracheostoma					
– Absaugen am Tracheostoma					
– Kanülenwechsel (Einmalkanülen, geblockt)					
– Kanülenwechsel (Silberkanülen)					
– Reinigung der Kanüle					
– Beobachtung der Verschleimung – Pflegebedarf					
– Beobachtung und Pflege der umgebenden Haut					
– Verbandswechsel (spez. Tracheokompressen)					
– Aufbringen von Medikamenten auf die umgebende Haut					
●					

Pflegeprozess, Pflegediagnose, Pflegevisite, qualitätssichernde Maßnahmen in der Altenpflege (→ LF 1.1 + 1.2 + 3.2 + 4.1 + 4.2)
siehe auch Inhalt „Grundpflege"

	Unterricht besprochen	gesehen/ assistiert	selbstständig durchgeführt	Bestätigt: Pflegefach- kraft	Praxisanleiter/ Stationsleitung
	Datum	Datum	Datum	Unterschrift	Unterschrift
● Absprache im Pflegeteam					
● Erstellen von Pflegeplanungen im Pflegeprozess					
– Gebrauch von Checklisten					
– Handbücher					
–					
● Pflegediagnoseerstellung					
● Einbinden von Pflegestandards					
● Individualisieren von Pflegestandards					
–					
● Dokumentation von Maßnahmen					
– EDV					
–					
● Schichtübergabe					
–					
–					
● Mitwirkung bei der ärztlichen Visite					
● Mitwirkung bei der Pflegevisite					
● Umsetzung von ärztlichen Verord- nungen, z. B. Faxanordnungen					
–					
–					
● Festlegen von Pflegekategorien					
● Einzelnachweis der Pflegemaßnahmen					
–					
● Überleitungsbögen					
– Information an die Brückenpflege					
– Beratung von Patient					
– Beratung von pflegenden Angehörigen					
– Organisation der Hilfsmittel					

	Unterricht besprochen	gesehen/ assistiert	selbstständig durchgeführt	Bestätigt: Pflegefach- kraft	Praxisanleiter/ Stationsleitung
	Datum	Datum	**Datum**	**Unterschrift**	**Unterschrift**
– Herstellen von ergänzenden Diensten und Kontakte					
–					
–					
● Leistungsnachweise					
● Beurteilung der Pflege (Zielkontrolle)					
● Evaluationsinstrumente					
● Dokumentation der Evaluation					
●					

Pflege und Betreuung bei speziellen Krankheitsbildern im Alter (→ LF 1.1 + 1.2 + 1.3 + 1.5 + 2.1)

	Unterricht besprochen	gesehen/ assistiert	selbstständig durchgeführt	Bestätigt: Pflegefach- kraft	Praxisanleiter/ Stationsleitung
● Erkrankungen der Atemwege					
– Pneumonie					
– Bronchitis					
– Asthma bronchiale					
– Grippaler Infekt					
– Bronchial-Ca					
– Cor pulmonale					
– Lungenemphysem					
– Tuberkulose					
–					
● Herz-, Kreislauferkrankungen					
– Herzinsuffizienz (leichte)					
– Rechtsherzinsuffizienz					
– Linksherzinsuffizienz					
– Lungenödem					
– Herzrhythmusstörungen					
– Herzschrittmacher Überwachung					
– Pflege bei Störungen					
– AVK					

	Unterricht besprochen	gesehen/ assistiert	selbstständig durchgeführt	Bestätigt: Pflegefach- kraft	Praxisanleiter/ Stationsleitung
	Datum	Datum	**Datum**	**Unterschrift**	**Unterschrift**
–					
– Thrombophlebitis					
– Phlebothrombose					
– Varikosis					
–					
– Hypertonie					
– Hypertone Krise					
– Hypotonie					
–					
–					
– Koronare Herzkrankheit					
– Angina pectoris					
– Herzmedikamente Beobachtung von NW					
–					
–					
● Magen-, Darmerkrankungen					
– Tumore					
– Ileus					
– Akute Gastritis					
– Diarrhöe					
– Obstipation					
– Stuhlinkontinenz					
– Ulcus ventrikuli et duodeni					
– Ösophagusvarizen					
– Divertikulitis					
– Hämorrhoiden/Fissuren					
–					
● Erkrankungen der Bauchspeicheldrüse					
– Chronische Pankreatitis					
–					

	Unterricht besprochen	gesehen/ assistiert	selbstständig durchgeführt	Bestätigt: Pflegefach- kraft	Praxisanleiter/ Stationsleitung
	Datum	Datum	**Datum**	**Unterschrift**	**Unterschrift**
– Diabetes mellitus					
– Typ I Diabetes					
– Typ II Diabetes					
–					
– Medikamentöse Therapie					
● Erkrankungen der Leber					
– Hepatitis					
– Leberzirrhose					
– Cholezystitis					
– Cholelithiasis					
–					
–					
–					
–					
● Erkrankungen des Urogenitaltraktes					
– Inkontinenzformen					
– spezielle Versorgung					
–					
– Pyelonephritis					
– Urämie					
– Chronische Niereninsuffizienz bis Dialyse					
– Zystitis					
– Prostatahypertrophie (Adenom)					
– Prostatakarzinom					
–					
– Dialysepatient					
–					
–					
● Erkrankungen des Bewegungsapparates					
– Osteoporose					

	Unterricht besprochen	gesehen/ assistiert	selbstständig durchgeführt	Bestätigt: Pflegefach- kraft	Praxisanleiter/ Stationsleitung
	Datum	Datum	**Datum**	**Unterschrift**	**Unterschrift**
– Entzündlicher Rheumatismus					
– Coxarthrose					
– Gonarthrose					
– Frakturen (z. B. Schenkelhals)					
– Gicht und Gichtanfall					
● Neurologische Erkrankungen					
– Apoplexie					
Lagerungen nach Bobath					
– Epilepsie					
Delier					
Altersuizid					
Notfallpsychiatrie Kise					
– Morbus Parkinson					
– Parkinsonsyndrom					
– Multiple Sklerose					
– Polyneuropathie					
– Lähmungen					
– Demenz, Formen und Behandlungskonzepte					
Demenz vom Alzheimertyp					
Multiinfarktdemenz					
Umgang mit Demenzkranken					
Einflussfaktoren der Desorientierung					
Validierende Gesprächsansätze					
Freiheitsbeschränkende Maßnahmen					
Orientierung anbieten (siehe AKT)					
– Pflege- und Betreuungskonzepte					
–					
–					
–					

	Unterricht besprochen	gesehen/ assistiert	selbstständig durchgeführt	Bestätigt: Pflegefach- kraft	Praxisanleiter/ Stationsleitung
	Datum	Datum	**Datum**	**Unterschrift**	**Unterschrift**
–					
–					
● Psychiatrische Erkrankungen					
– Depression					
– Manie					
– Schizophrenie, z. B. Paranoia					
– Alkoholismus					
– Suizidgefährdung					
– Oligophrenie					
– Phobien					
– Hypochondrie					
– Zwangsstörungen					
–					
–					
–					
–					
–					
● Störungen der Sinnesorgane					
– Blindheit					
– Glaukom					
– Katarakt					
– Erblindung					
–					
–					
– Taubheit					
– Tastsinn (Parästhesien)					
–					
– Haut (Verbrennungen)					
–					
– Geschmackssinn					

	Unterricht besprochen	gesehen/ assistiert	selbstständig durchgeführt	Bestätigt: Pflegefach- kraft	Praxisanleiter/ Stationsleitung
	Datum	Datum	**Datum**	**Unterschrift**	**Unterschrift**
– Hilfsmittel					
–					
–					
– Geruchsinn					
–					
–					
● Spezielle Dienste					
– Nachtwache					
– Bereitschaftsdienst					
– Sitzwache					
– Einzelbetreuungen					
–					
–					
● Spezielle Pflege bei Tumorerkrankungen					
– Abklären der Tumorart/Pflegediagnose					
– Strahlentherapie, Schutzmaßnahmen					
–					
– Pflege von Menschen mit/nach Zytostatikatherapie					
– Fatigue (Erschöpfungsanzeichen)					
– Schmerztherapie bei Tumorschmerzen					
– Anwendung Schmerzpumpe					
– Anwenden von Schmerzpflaster					
–					
– Gabe von Morphium und spezielle Überwachung					
–					
–					
– Dauerinfusion bei Schmerzen nach Analgesieplan					
– Pflege von Patienten mit PDA-Katheter					
–					
–					
– Schmerzlindernde Lagerung					
–					
–					

	Unterricht besprochen	gesehen/ assistiert	selbstständig durchgeführt	Bestätigt: Pflegefachkraft	Praxisanleiter/ Stationsleitung
	Datum	Datum	**Datum**	**Unterschrift**	**Unterschrift**
– Psychische Betreuung von Tumorpatienten					
–					
–					
– Palliative Pflege im Endstadium					
– Psychische Betreuung bei Tumorendstadien					
–					
–					

Rechtliche und institutionelle Rahmenbedingungen
(→ LF 1.2 + 1.5 + 2.1 + 3.0 + 3.1 + 4.1)

● Dienstplangestaltung					
● Überstundenregelung					
● Arbeitszeitmodelle					
● Einsatz Datenverarbeitung					
● Grundlagen (TVÖD/AVR usw.)					
● Einrichtung einer Betreuung					
– Kontakt mit dem Betreuer					
● Umgang mit verschiedenen Vertretern der Religionen					
● Patiententestament/Patientenverfügung					
● Vorsorgevollmacht					
● Einstufung der Pflegebedürftigkeit nach den Richtlinien des MDK					
● Barbetrag – Verwendung					
● Rechtliche Voraussetzungen für eine behandlungspflegerische Maßnahme z. B.					

	Unterricht besprochen	gesehen/ assistiert	selbstständig durchgeführt	Bestätigt: Pflegefach- kraft	Praxisanleiter/ Stationsleitung
	Datum	Datum	Datum	Unterschrift	Unterschrift
– Injektion					
– Infusion					
– Wundbehandlung					
–					
–					
● Beihilfen/Vergünstigungen					
– Rezeptgebührenbefreiung					
– Rundfunkgebührenbefreiung					
– für Schwerbehinderte					
● DRGs (Diagnosis Related Groups)					
– Auswirkungen					
● Heimbeiratswahlen					
● Personalratswahlen					
●					
● Arbeitsunfall – Meldung					
● Infektionsschutzgesetz					
● Verhalten bei meldepflichtigen Erkrankungen nach dem Infektionsschutzgesetz					
– Verhalten bei Krätze					
– Verhalten bei Läusen					
– Verhalten bei Flöhen					
● Vorfall Nr. 1					
● Vorfall Nr. 2					

Mitwirkung an qualitätssichernden Maßnahmen in der Altenpflege
(→ LF 1.1 + 1.2 + 2.3 + 3.2 + 4.1 + 4.2)

● Vorbereitung zur Überprüfung durch den MDK					
– Nachweislisten					
– Pflegeprozesse der Bewohner, Patienten					

	Unterricht besprochen	gesehen/ assistiert	selbstständig durchgeführt	Bestätigt: Pflegefach- kraft	Praxisanleiter/ Stationsleitung
	Datum	Datum	**Datum**	**Unterschrift**	**Unterschrift**
● Qualitätskonferenzen (Teilnahme)					
● Qualitätsbeauftrager in der Einrichtung, Kontakt					
● interne Pflegequalitätskontrollen					
– Strukturqualität					
– Prozessqualität					
– Ergebnisqualität					
● Stellenbeschreibungen					
● Regelung der Fort- und Weiterbildung					
● Supervision					
● Qualitätszirkel					
– Teilnahme an Sitzungen					
● Fachaufsichtsregelung					
● Beschwerdemanagement					
– Erfassen, Weiterleiten und Bearbeiten einer Beschwerde					
– Ergebnismitteilung und Konsequenzen					
● Pflegeforschungsergebnisse anwenden					
● Teilnahme an internen Fortbildungsmaßnahmen					
● EDV-unterstützte Pflegedokumentation und Abrechnung					
● Seniorenvertretung					
● externe Qualitätskontrollen					
● Beratung					
● Pflegegutachter					
● Heimaufsicht					
– Begehung					
– Auflagen und deren Umsetzung					
● Zertifizierungsmaßnahmen					
● Verwenden von Qualitätshandbüchern					

	Unterricht besprochen	gesehen/ assistiert	selbstständig durchgeführt	Bestätigt: Pflegefach- kraft	Praxisanleiter/ Stationsleitung
	Datum	Datum	**Datum**	**Unterschrift**	**Unterschrift**
● Selbsthilfegruppen					
● Vorbereitung zur Überprüfung durch den MDK					
●					

Schnittstellenmanagement in der Einrichtung (→ LF 1.3 + 3.1 + 4.1)

● Arten von Schnittstellen im Heim/Einrichtung					
– Mitarbeiter – Station					
– Pflege – Hauswirtschaft					
– Pflege – Verwaltung					
–					
– Zulieferer					
– Fahrdienst					
– Therapeuten					
– Gemeindeverwaltung					
– Sozialdienst					
– Pfarramt					
● Pflegeüberleitung					
– Aufgaben der Station					
– Verlegungsberichte					
– Kontaktpflege und Kooperation					

Entwicklung oder Anwendung von Standards in der Pflege (→ LF 1.3)

● Grundpflegerische Tätigkeiten					
– Ganzkörperwäsche					
– Haarwäsche im Bett					
– Zahn- und Prothesenpflege					
– Spezielle Mundpflege					
– Spezielle Nasenpflege					

	Unterricht besprochen	gesehen/ assistiert	selbstständig durchgeführt	Bestätigt: Pflegefach- kraft	Praxisanleiter/ Stationsleitung
	Datum	Datum	Datum	Unterschrift	Unterschrift
– Kontrakturenprophylaxe					
– Dekubitusprophylaxe					
– Lagerungen					
– Herstellen einer Desinfektionslösung					
– Sondenernährung					
– Spezielle Augenpflege					
– Versorgung Toter					
–					
–					
● Behandlungspflegerische Tätigkeiten					
– Wundbehandlung					
– Stomaversorgung					
– Tracheotomie					
– Verabreichung Augentropfen und Augensalben					
– Sauerstoffgabe					
– orales Absaugen					
– Blutzuckerschnelltest					
– Dauerkatheterwechsel					
– Verbandwechsel PEG					
– Subkutane Injektionen					
– Intramuskuläre Injektionen					
–					
● Spezielle Pflege bei geriatrischen Krankheits- bildern					
– Osteoporose					
– Multiple Sklerose					
– Parkinson					
–					

	Unterricht besprochen	gesehen/ assistiert	selbstständig durchgeführt	Bestätigt: Pflegefach- kraft	Praxisanleiter/ Stationsleitung
	Datum	Datum	Datum	Unterschrift	Unterschrift
● Spezielle Pflege bei gerontopsychiatrischen Krankheitsbildern					
– Demenz – Validation					
– SDAT					
– Chorea Huntigton					
– Wahn					
– Depression und Manie					
–					
● Anwendung von Expertenstandards					
– Dekubitus Prophylaxe					
–					
–					
– Entlassungsmanagement					
–					
– Schmerzmanagement					
–					
–					

3.4 Ausbildungsnachweis – Aktivierung/Unterstützung bei der Lebensgestaltung

2. und 3. Ausbildungsjahr
(→ LF 1.1 + 1.2 + 1.4 + 2.3)

Erhaltung und Förderung der Gedächtnisleistung

	Unterricht besprochen	gesehen/ assistiert	selbstständig durchgeführt	Bestätigt: Pflegefach- kraft	Praxisanleiter/ Stationsleitung
	Datum	Datum	Datum	Unterschrift	Unterschrift
● An der Realität orientieren					
– Zeitung lesen					
– Zeitung vorlesen					
– Sich anhand von Bildern erinnern					
– Sich anhand von Fotos erinnern					
● Quiz					
● Ergänzen von Sprichwörtern/Redensarten					
● Konzentrationsspiele					
– Memory					
– Kimspiele					
– Ratespiele					
● Heitere Gedächtnisspiele					
● Programm F. Stengel					
● Rekonstruktion des Alltags					
● 10-Minuten-Aktivierung					
●					
●					
●					

Spiel (→ LF 2.3)

● Kartenspiele, zum Beispiel					
– Rommee					
– 11er raus					
– Skat					
– UNO					
–					
–					
–					

	Unterricht besprochen	gesehen/ assistiert	selbstständig durchgeführt	Bestätigt: Pflegefach- kraft	Praxisanleiter/ Stationsleitung
	Datum	Datum	**Datum**	**Unterschrift**	**Unterschrift**
● Tischspiele zum Beispiel					
– Mensch ärgere dich nicht					
– Domino					
– Dame					
– Schach					
– Adel verpflichtet					
– Selbst hergestellte Spiele					
– Halma					
– Mühle					
–					
● Kimspiele mit Gegenständen aus dem Alltag zur Förderung der Sinneswahrnehmung					
– Tastkimm					
– Sehkimm					
– Geschmackskimm					
–					
–					
● Gruppenspiele					
– Würfelspiele					
– Pantomimische Spiele					
– Sketche					
– Ratespiele					
– Konversationsspiele					
– Spiele zum Kennenlernen					
– Jahreszeitliche Spiele					
–					
–					
● Bewegungsspiele					
– mit Bällen					
– mit Tüchern					
– mit dem Schwungtuch					
– mit Luftballons					

	Unterricht besprochen	gesehen/ assistiert	selbstständig durchgeführt	Bestätigt: Pflegefach- kraft	Praxisanleiter/ Stationsleitung
	Datum	Datum	Datum	Unterschrift	Unterschrift
– mit Musik					
– Sitztänze					
● Geschicklichkeitsspiele, zum Beispiel					
– Zielwerfen					
– Weitergeben von Gegenständen					
– Puzzle					
– Kegeln					
–					
–					
–					

Werken und bildnerisches Gestalten (→ LF 2.3)

	Unterricht besprochen	gesehen/ assistiert	selbstständig durchgeführt	Bestätigt: Pflegefach- kraft	Praxisanleiter/ Stationsleitung
● Farbenlehre					
– Farbkreis					
– Farbkontraste					
– Ausdrucksmalen					
– Mandala					
– Seidenmalerei					
– Wasserfarben					
– Weben					
–					
–					
● Flächengestaltung durch					
– Proportionen					
– Kontraste					
– Fingerfarben malen					
– Schriftenanordnung					
– Einladungskarten schreiben					
– Plakate gestalten					
– Collagen anfertigen					

	Unterricht besprochen	gesehen/ assistiert	selbstständig durchgeführt	Bestätigt: Pflegefach- kraft	Praxisanleiter/ Stationsleitung
	Datum	Datum	**Datum**	**Unterschrift**	**Unterschrift**
– Drucktechniken					
– Medieneinsatz					
– Abklatschtechnik					
–					
–					
● Tischschmuck anfertigen					
– Blumensträuße					
– Blumengestecke					
– Adventsgestecke					
– Adventskränze					
– Osterschmuck					
– Sommerstrauß					
–					
–					
● Plastisches Gestalten					
– Ton					
– Pappmaché					
– Knete					
–					
–					

Musik (→ LF 2.3)

	Unterricht besprochen	gesehen/ assistiert	selbstständig durchgeführt	Bestätigt: Pflegefach- kraft	Praxisanleiter/ Stationsleitung
● Singen					
– Geburtstagsständchen					
– Volkslieder					
– Abendlieder					
– Weihnachtslieder					
– Wunschlieder					
– Jahreszeitenlieder					
– Kirchenlieder im Jahreskreis					

	Unterricht besprochen	gesehen/ assistiert	selbstständig durchgeführt	Bestätigt: Pflegefach- kraft	Praxisanleiter/ Stationsleitung
	Datum	Datum	Datum	Unterschrift	Unterschrift
– Alte Schlager					
– Faschingslieder					
● Gesangsrunde vorbereiten					
– Liedauswahl					
– Bereitstellen von Liedtexten					
– Lieder anstimmen					
– Hitparade					
–					
–					
–					
● Mitmachmusik					
– mit Instrumenten, z. B. Orff					
– mit Gesten					
– mit Bewegungen					
– mit Schlagwerkzeugen (Trommel)					
–					
● Über Liedtexte sprechen					
● Musik hören					
● Singspiele					
● Meditation					
● Hörspiel am Radio					
● Ratesendungen					
●					
●					
●					
●					

Bewegung und Tanz (→ LF 2.3 + 2.1)
Seniorengymnastik

	Unterricht besprochen	gesehen/ assistiert	selbstständig durchgeführt	Bestätigt: Pflegefach- kraft	Praxisanleiter/ Stationsleitung
● Vorbereitung einer Übungsstunde					
– Programmzusammenstellung					
– Ansage					

	Unterricht besprochen	gesehen/ assistiert	selbstständig durchgeführt	Bestätigt: Pflegefach- kraft	Praxisanleiter/ Stationsleitung
	Datum	Datum	**Datum**	**Unterschrift**	**Unterschrift**
– Raumgestaltung (Sitzordnung)					
– Vorstellungs-/Kennenlernrunde					
– Medienauswahl					
– Alternativen					
– klare Demonstration, gutes Bewegungsvorbild					
–					
–					
–					
● Geh-/Gleichgewichtsübungen					
– Verschiedene Schritte					
– Verschiedene Raumwege					
diagonal					
Kreis					
auf Markierungen					
Schlangenlinien					
– Gehübungen zu Musik					
– Gehübungen mit Partner und Gruppe					
● Übungen für die Körperregionen					
– Finger und Hände					
– Arme und Schultergürtel					
– Kopf und Rumpf/Wirbelsäule					
– Hüfte und Beine					
– Füße					
–					
–					
–					
● Übungen zur Erwärmung					
● Übungen zur Lockerung, Dehnung und Kräftigung					
● Übungen zur Koordination bei z. B. Parkinson oder MS					
● Entspannungsübungen z. B. Jacobson					

	Unterricht besprochen	gesehen/ assistiert	selbstständig durchgeführt	Bestätigt: Pflegefach- kraft	Praxisanleiter/ Stationsleitung
	Datum	Datum	Datum	Unterschrift	Unterschrift
● Übungen zur Körperwahrnehmung					
– Körperschema					
– Körperbild					
● Übungen mit Geräten					
– Übungen mit Tuch/Handtuch					
– Übungen mit dem Schwungtuch					
– Übungen mit Bällen					
– Übungen mit Luftballons					
– Übungen mit Stöcken					
– Übungen mit Igelbällen					
– Übungen mit Tennisbällen oder Holzkugeln					
– Übungen mit Seilen					
–					
– Übungen mit Alltagsgegenständen					
Zeitschriften					
Schwämmen					
Kissen					
● Übungen für bestimmte Krankheitsbilder					
– Hemiplegie					
– Osteoporose					
– Herzinsuffizienz					
– Parkinson					
–					
–					
● Partnerübungen					
– mit Geräten					
– ohne Geräte					
–					
– Validation, validierende Grundhaltung					
–					
–					
–					
–					

	Unterricht besprochen	gesehen/ assistiert	selbstständig durchgeführt	Bestätigt: Pflegefach- kraft	Praxisanleiter/ Stationsleitung
	Datum	Datum	Datum	Unterschrift	Unterschrift

Seniorentanz (→ LF 2.3)

- Vorbereitung einer Tanzrunde
  - Bedienung der Musikanlage
  - Methodik der Tanzanleitung
    - Musik vorstellen
    - sich mit Melodie, Rhythmus und Tempo vertraut machen
    - schrittweises Erklären und Erlernen der Bewegungsfolgen
- Kreistänze
  - Fröhlicher Kreis
  - mit Luftballons
  - anschauliche Erklärung
  - Sirtaki
  - Zigeuner-Polka
  -
  -
- Sitztänze (Vorschläge)
  - Sorgenbrecher
  - Gewitter
  - Walzertanz mit Chiffontüchern
  - Fensterputzer
  - Jingle Bells
  - Mexikanischer Walzer
  - Liebe kleine Schaffnerin
  - Port-smouth
- Meditative Tänze
  - Sonnentanz
  - Shalom Aleichim
  - Solidarisierungstanz
  - Bachblütentänze
  -
- Tänze für Rollstuhlfahrer
- Musik und Bewegung für Bettlägerige

	Unterricht besprochen	gesehen/ assistiert	selbstständig durchgeführt	Bestätigt: Pflegefach- kraft	Praxisanleiter/ Stationsleitung
	Datum	Datum	**Datum**	**Unterschrift**	**Unterschrift**
● Moderne Tanzformen					
– Blocktänze					
– Vilma Stomp					
– Pata Pata					
– Les Champs Elysees					
●					
● Tanzspiele					
●					
●					
●					
●					

Kulturelles Leben (→ LF 2.1 + 2.3)

● Ausflüge					
● Nutzung der Bibliothek					
● Mitwirkung bei der Heimzeitung					
● Theaterfahrt					
● Diavorträge					
● Veranstaltungsbesuch bei Festen von Vereinen					
● Seniorenfreizeit					
● Autorenlesung im Heim					
● Besuch von Sportveranstaltungen					
● Besuch einer Bilderausstellung					
● Besuch von Cafés/Gaststätten					
● Besuch der Altenbegegnungsstätte					
● Stadtbummel					
● PC/Internet: Erforschung und Anwendung					
●					

Fest- und Feiergestaltung (→ LF 2.3 + 4.1)

● Vorbereitung/Gestaltung					
– Raumgestaltung					
– Zeitlicher Rahmen					
– Bewirtung					

	Unterricht besprochen	gesehen/ assistiert	selbstständig durchgeführt	Bestätigt: Pflegefach- kraft	Praxisanleiter/ Stationsleitung
	Datum	Datum	**Datum**	**Unterschrift**	**Unterschrift**
– Dekoration					
– Medieneinsatz					
– Einladungskarten/Plakate					
– Gruppen/Vereine von außerhalb der Einrichtung					
– Finanzierung					
– Transportdienste					
– Sicherheitsmaßnahmen					
● Durchführung von Festen/Feiern					
– Geburtstag/Namenstag					
– Weihnachten					
– Nikolaus					
– Advent					
– Silvester					
– Fastnacht/Karneval					
– Ostern					
– Maifeiern					
– Sommerfest					
– Herbst-/Weinfest					
– Erntedankfest					
– Kirchliche Feste					
– Lokale Feste					
– Jubiläumsfeiern					
–					
–					
● Moderation von Festen					
● Auswertung von Festen mit Heimbewohnern					
● Aufführungen einstudieren/ausführen					
– Gedichte					
– Büttenrede					
– Sketche					
– Tänze					
●					
●					
●					

		Unterricht besprochen	gesehen/ assistiert	**selbstständig durchgeführt**	**Bestätigt: Pflegefach- kraft**	**Praxisanleiter/ Stationsleitung**
		Datum	Datum	**Datum**	**Unterschrift**	**Unterschrift**

Zusammenarbeit im therapeutischen Team (→ LF 1.1 + 1.2 + 1.5 + 2.1 + 4.1)

- Zusammenarbeit, Hospitationen und Kontakte
  - Bewegungstherapie
  - Ergotherapie
  - Krankengymnastik
  - Logopädie
  - Physiotherapie
  - Musiktherapie
  - Psychotherapie
  - Sozialdienst
  - Medizinischer Dienst (Pflegeversicherung)
  - Haushaltstraining
  - Beschäftigungstherapie
  - CT, Röntgen, MR
  - Labor
  - Brückenpflege
  - Wundtherapeuten
  - Stomatherapeuten
  - Apotheke
  - Hausarzt
  - Nachbarschaftshilfe
  - Seelsorger
  - Hospizhelfer
  - Palliativpflege
  - Selbsthilfegruppen
  -
  -
  -
  -
  -

Die eigene Gesundheit erhalten und fördern (→ LF 4.3 + 4.4)

- Reflexion beruflichen Handelns
  - Teamgespräch

	Unterricht besprochen	gesehen/ assistiert	selbstständig durchgeführt	Bestätigt: Pflegefach- kraft	Praxisanleiter/ Stationsleitung
	Datum	Datum	**Datum**	**Unterschrift**	**Unterschrift**
– Überlastungssituationen besprechen					
– Besprechung von Rollenkonflikten					
– Teamkonflikte klären					
– Stress- und Stressreaktionen					
– Helfersyndrom (bei sich/bei anderen) erkennen					
– Gewaltsituationen besprechen					
– Burn-out-Syndrom (bei sich/anderen) erkennen					
– Mobbingsituationen					
– Supervisionen					
– Psychohygienemaßnahmen (z. B. Entspannung)					
–					
● Arbeitsschutzmaßnahmen					
– Infektionsschutz für Pflegeberufe					
– Latexhandschuhe (Gebrauch und Risiken)					
– Rückenbeschwerden/Rückenschule					
– Allergien in der Pflege					
–					
–					
–					
– Unfallverhütungsvorschriften (Merkblätter)					
– Arbeitsschutzgesetz					
– Berufsgenossenschaftliche Begehung					
–					
● Unfälle bei der Arbeit					
– Verhalten bei Wegeunfall besprechen					
– Verhalten bei Fahrlässigkeit					
– Verhalten bei Haftungssituationen					
–					
–					
–					
–					
–					

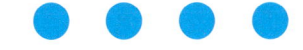

4 Praktische Prüfungen in der Altenpflege

Entsprechend der Ausbildungs- und Prüfungsverordnung für den Beruf der Altenpflegerin
und des Altenpflegers (Altenpflege- Ausbil-
dungs- und Prüfungsverordnung –
AltPflAPrV)1)1) vom 11. Mai 2001

§ 12
Praktischer Teil der Prüfung

*(1) „Der praktische Teil der Prüfung besteht aus
einer Aufgabe zur umfassenden und geplanten Pflege
eines alten Menschen zu den Lernfeldern „Pflege
alter Menschen planen, durchführen, dokumentieren
und evaluieren", „Alte Menschen personen- und
situationsbezogen pflegen" und „Bei der medizini-
schen Diagnostik und Therapie mitwirken".*

*(2) Die Aufgabe besteht aus der schriftlichen Ausar-
beitung der Pflegeplanung und aus der Durchführung
der Pflege. Die Aufgabe soll in einem Zeitraum von
höchstens zwei Werktagen vorbereitet, durchgeführt
und abgenommen werden. Der Prüfungsteil der
Durchführung der Pflege soll die Dauer von sechzig
Minuten nicht überschreiten. Die Schülerinnen und
Schüler werden einzeln geprüft.*

*(3) Die Auswahl des Ortes der praktischen Prüfung
gemäß § 5 Abs. 3 und der pflegebedürftigen Person
erfolgt durch die Fachprüferinnen oder Fachprüfer.
Die Einbeziehung der pflegebedürftigen Person in die
Prüfungssituation setzt deren Einverständnis und die
Zustimmung der verantwortlichen Pflegefachkraft
voraus.*

*(4) Kann der praktische Teil der Prüfung aus wichti-
gem Grund nicht oder nur teilweise entsprechend
den Absätzen 1 und 2 erfolgen, so ist er insoweit im
Rahmen einer simulierten Pflegesituation durchzuführen.*

*(5) Der praktische Teil der Prüfung wird von zwei
Fachprüferinnen oder Fachprüfern abgenommen und
benotet. Diese können zur Abnahme des praktischen
Teils der Prüfung eine Praxisanleiterin oder einen
Praxisanleiter aus der für die Prüfung ausgewählten
Einrichtung in beratender Funktion hinzuziehen.*

*(6) Das vorsitzende Mitglied des Prüfungsausschus-
ses entscheidet auf Vorschlag der Fachprüferinnen
oder Fachprüfer unter Berücksichtigung der Vorno-
ten gemäß § 9 Abs. 1 über die Note für den praktischen Teil der Prüfung."*

Begründung zu § 13:

*Es wird geregelt, dass eine Niederschrift über die
Prüfung anzufertigen ist. Dies dient der Gewährleistung eines ordnungsgemäßen Prüfungsablaufs
und der Sicherung der Möglichkeit einer eventu-
ellen späteren Überprüfung des Prüfungsvor-
gangs.*

*Auf dieser Grundlage sowie den Länderregelungen
erstellt jede Schule einen für den Schüler und
seine Ausbildungseinrichtung zugeschnittene Prü-
fungsaufgabe sowie ein schulspezifisches Prü-
fungsverfahren. Dies wird im Rahmen des Unterrichts durch die jeweilige Schule besprochen.*

Die Prüfungsordnung zur/zum Altenpflegehelferin/Altenpflegehelfer wird durch landesrechtliche
Regelungen erlassen. Entsprechende Hinweise zum Verfahren können bei den Schulen oder
zuständigen Behörden in Erfahrung gebracht werden.

5   Beurteilungen

Jedes Beurteilungsverfahren hat die Aufgabe, Lernerfolge und Misserfolge darzustellen und aufzuzeigen, wobei die Bewertung immer einen differenzierenden Charakter haben wird, da die von außen auf den Praxisanleiter einwirkenden Faktoren zu berücksichtigen sind. Diese wären z. B. Motivation, eigener Wissenstand, Vorurteile, Normen und Werte, Wissen und Können usw.

Es ist dennoch wichtig, aussagekräftige, kurze und prägnante Hinweise über Leistungen zu geben, da diese eine wichtige prognostische Funktion darstellen. Der Schutz von Bewohnern/Patienten vor Pflegefehlern oder sonstigen Gefahren sollte die Maxime der Betrachtung und Beurteilung darstellen.

Oberster Leitsatz jedoch ist:
Keine Beurteilung ohne Beobachtung!

Je klarer und unmissverständlicher der praktische Bezug zur Tätigkeit/Verhalten/Leistung/Fehlleistung hergestellt werden kann, umso eher wird eine Beurteilung vom Beurteilten angenommen und honoriert.

> **Allgemeine Aussagen oder Zufriedenheitsbekundungen sind unbefriedigend und weisen auf einen schlechten Stil oder mangelnde Fachkompetenz der Einrichtung, der Station oder des Mentors/Praxisanleiters hin.**

In langjähriger Zusammenarbeit mit den Praxisstellen respektive mit den Praxisanleitern und Stationsleitungen wurde eine kurze und praxisrelevante Form der Schülerbeurteilung erarbeitet.

Sämtliche aufgeführten Beurteilungskriterien stellen letztlich nur eine Empfehlung und Vereinheitlichung dar.

In langjähriger Zusammenarbeit mit den Praxisstellen, respektive mit den Praxisanleiter und Stationsleitungen, wurde eine kurze und praxisrelevante Form der Schülerbeurteilung erarbeitet. Sämtliche aufgeführten Beurteilungskriterien stellen letztlich nur eine Empfehlung und Vereinheitlichung dar.

Auf der Vorderseite, welche zur Basisinformation gestaltet wurde, erhält Schüler und Praxisanleiter, Stationsleitung usw. Kriterienvorgaben, mit denen eine Zwischen- und Endbeurteilung ohne Note erfolgen soll. Dies wurde absichtlich so gewählt, damit die Endnote als „Gesamteindruck" und nicht als Folge einer Berechnung erstellt wird.

Die Bewertung erfolgt nach
Stärken = +, Durchschnitt = /, Schwächen = –

Die Stärken sollen besondere Fähigkeiten herausstellen und positiv verstärken. Dieses Verhalten oder diese Eigenschaft ist beim Schüler besonders positiv aufgefallen und soll unbedingt beibehalten werden.

Durchschnitt bedeutet, dass diese Eigenschaft/ Verhalten allgemein akzeptiert ist und weder besonderes Lob noch eines Tadels bedarf.

Schwächen sind unbedingt zu behebende Eigenschaften oder Verhaltensweisen, welche einer baldigen Korrektur bedürfen. Hieran wird sich auch der größte „Diskussionsbedarf" entzünden und vor allem direkt mit dem Punkt *„Umgang mit Kritik"* korrelieren.

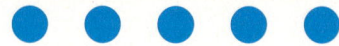

5.1 Hilfestellungen zur Beurteilung auf der Vorderseite

1. Berufsfachliche Kompetenzen

Wissensstand gemäß des Ausbildungsstandes

+   liegt deutlich über dem Durchschnitt,
    ist durch die Klarheit und Präsenz ein Gewinn für die Mitarbeiter und der zu betreuenden Personen,
    ist medizinisch wie auch sozialpsychologisch gut fundiert,
    kann leicht praxisrelevante Ableitungen von theoretischem Wissen erstellen,
    kennt sich im Gebrauch der Fachliteratur aus, wendet sicher Lexika an,
    gibt erschöpfende Informationen,
    beherrscht die Fachsprache erstaunlich gut,
    der Pflegeprozeß ist theoretisch in allen Einzelheiten abrufbar (Problemarten, Ressourcenaufbau entsprechend der Interdependenz, Zielformulierung exakt und überprüfbar, usw.),
    sucht Fachdiskussionen.

/   entspricht dem Ausbildungsdurchschnitt,
    antwortet spontan auf Fragen,
    kann zufrieden stellende Informationen geben und auch Sachverhalte erklären,
    anatomisch-physiologische Grundkenntnisse werden sicher in Erklärungen angewandt,
    Fachsprache ist gut und ausreichend, könnte jedoch besser sein,
    kann Fachdiskussionen folgen und fragt bei Unklarheiten nach.

–   liegt weit unter der Erwartung und dem Ausbildungsstand,
    theoretisches Wissen ist nur schlecht oder gar nicht abrufbar,
    medizinische Zusammenhänge werden nicht erfasst,
    sozialpflegerische Hintergrundinformationen sind nicht vorhanden,
    Begründungen können nicht oder nur schleppend erstellt werden,
    hat kein Interesse an fachlichen Beiträgen oder Diskussionen,
    beherrscht schlecht oder gar nicht die Fachsprache.

Pflegevorbereitung

+   erwägt nicht nur allgemein übliche sondern alternative Maßnahmen,
    erfasst die Ressourcen eines Bewohners/Patienten und baut diese kreativ und problemlos in die Vorüberlegungen mit ein.

/   die geplanten Pflegemaßnahmen sind realisierbar und beziehen sich auf das gesteckte Ziel.

–   die Planung ist nicht zielorientiert und verfehlt schon im Ansatz die Absicht, nicht informierter Patient/Bewohner.

Pflegedurchführung

+   berücksichtigt dabei Patienten-/Bewohnerbedürfnisse,
    begründet seine Handlungen fachlich-praktisch gegenüber dem Patienten/Bewohner,
    improvisiert fachgerecht,
    bringt Vorschläge zur Qualitätsverbesserung an.

/   begründet nur selten seine Handlungsweise,
    sieht auch mal andere Möglichkeiten der Durchführung.

–   ist vergesslich,
    kann die Pflegehandlungen nicht begründen,
    keine oder mangelhafte Patienten-/Bewohnerbeobachtung.

Pflegenachsorge/Dokumentation

+   geht auf besondere Wünsche und Bedürfnisse der Bewohner/Patienten ein und eruiert Bedürfnisse,
    wird dem Ausbildungsschwerpunkt „Beratung" gerecht,
    geht auf die Angehörigensituation ein,

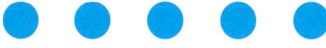

macht keine störenden Rechtschreibfehler,

kann einwandfrei Überleitungsbögen, Pflegestandards, individuelle Behandlungspläne usw. lesen und erstellen (hierbei Berücksichtigung des Ausbildungsstandes unbedingt nötig),

schriftliche Einsatzlernziele werden vom Schüler gewünscht und entsprechend terminlich überprüfend dokumentiert,

führt korrekt das Nachweisheft und gibt dies dem Praxisanleiter oder der Stationsleitung am Beginn des Einsatzes in die Hand,

plant gemeinsam Zwischenbesprechungen,

ist sich um die Bedeutung einer konsequenten Heftführung im Klaren.

/ Erkennt nur offensichtliche Bedürfnisse,

berücksichtigt ab und zu die Angehörigen,

kann sich die Hintergrundsinformationen selbstständig besorgen,

hat eine gute schriftliche Sprache.

− weist mangelndes Hygienebewusstsein auf,

übersieht generelle Bedürfnisse des Bewohners/Patienten,

kann keine Überleitungsbögen, Verlegungsberichte, usw. lesen oder erstellen,

ignoriert Dokumentation anderer und gefährdet dadurch sich selbst oder andere Mitarbeiter oder sogar Bewohner/Patienten,

schlechtes Schriftbild, unsaubere Darstellungen, macht viele Rechtschreibfehler,

bringt das Nachweisheft erst nach Aufforderung,

die Eintragungen sind nicht auf dem Ausbildungsstand.

2. Berufspraktische Kompetenzen

Bewohner-/Patientenbeobachtung/Informationsweitergabe

+ kann Veränderungen in ihrem Schweregrad unterscheiden und reagiert situationsgerecht,

gibt fach- und sachgerecht Informationen weiter.

/ nimmt Veränderungen wahr und gibt diese ans Team weiter,

teilweise sind Nachfragen noch nötig, die Bewertung der Beobachtung erfolgt dem theoretischen Ausbildungsstand.

− erkennt keine Veränderungen,

reagiert nicht auf Signale des Bewohners/Patienten,

erkennt nicht, dass eine gezielte Bewohner-/Patientenbeobachtung eine professionelle pflegerische Aufgabe darstellt,

reagiert überzogen (Panik) oder gleichgültig auf Veränderung beim Bewohner/Patient.

Pflegevorbereitung

+ die Vorbereitungen sind besonders auffällig durch Klarheit und Struktur aller Maßnahmen,

selbstständige theoretische wie praktische Planung entsprechend einer Handlungskette.

/ die Vorbereitungen richtig erledigt und sind frei von gefährdenden Nachlässigkeiten,

das Material, der Raum sowie der Arbeitsplatz sind sachgerecht vorbereitet.

− Vorbereitungen sind oft unvollständig in Bezug auf:

unvollständiges oder falsches Material, kalter Raum, Fenster offen, Zugluft, keine Wahrung der Intimsphäre, mangelhafte persönliche Vorbereitung, keine Schutzmaßnahmen getroffen.

Pflegedurchführung

+ pflegt fachlich-technisch korrekt,

informiert den Patienten/Bewohner über alle Handlungsschritte in der angemessenen Form,

macht notwendige weitere Maßnahmen gleich mit,

gestaltet die Abläufe absolut folgerichtig,

kann zeitliche Freiräume durch Einbauen anderer Arbeiten gezielt füllen.

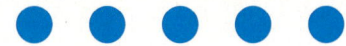

/ pflegt meist fachlich-technisch korrekt,

arbeitet zeitlich in der Regel angepasst,

meldet Beobachtungen,

informiert nur bei wichtigen Schritten den Bewohner/Patient,

trennt nicht das Wesentliche vom Unwesentlichen.

– es fehlt am fachlich fundiertem Grundwissen,

die praktischen Fähigkeiten sind mangelhaft,

arbeitet zwar fachlich korrekt – benötigt jedoch die doppelte Zeit,

„hudelt" sehr oft und führt die Tätigkeiten oberflächlich aus,

Handlungen sind nicht fachgerecht aufeinander abgestimmt,

ist unfähig zu improvisieren, Praxisanleiter müssen ständig anwesend sein und in die Handlungen korrigierend eingreifen,

übersieht wesentliche Teile der Durchführung,

handelt unreflektiert nur nach Anweisung,

fügt dem Patienten/Bewohner durch unsachgemäßes Handeln Schmerzen zu,

gefährdet den Bewohner/Patienten und bemerkt es nicht.

Pflegenachsorge/Dokumentation

+ macht Besorgungen und individuelle Betreuungen auch außerhalb der Routine,

vermittelt Kontakte zu anderen Bewohner, usw.,

informiert und handelt der Situation entsprechend,

führt Nachsorgearbeiten zur vollsten Zufriedenheit aller aus,

erledigt auch Aufräumarbeiten zusätzlich zur eigentlichen Tätigkeit,

Hygiene und Sicherheit sind im vollen Umfang gewahrt,

trägt folgerichtig und entsprechend dem Pflegeprozess in das Dokumentationssystem ein,

erstellt (Ausbildungsstand 2. Jahr) eigenständig eine „Pflegeplanung" (Pflegeprozess),

hat eine sehr gute schriftliche Sprache und kann hervorragend Situationen oder Befindlichkeiten beschreiben,

gibt Hinweise auf Überprüfungen oder Folgetatsachen,

legt selbstständig Überwachungsprotokolle an und gibt Informationen entsprechend weiter,

das Nachweisheft ist korrekt geführt und wird bei Einsatzbeginn dem Praxisanleiter, der Stationsleitung zur Einsicht und Orientierung erklärend vorgelegt.

/ führt die Nachsorge angemessen und patientenorientiert durch,

alle Gebrauchsgegenstände sind verräumt,

fragt nach Bedürfnissen und stellt von selbst Nachttisch, Getränke usw. in Reichweite,

muss ab und zu auf die Nachsorge noch hingewiesen werden,

dokumentiert nach Anweisung fachlich richtig,

kann nach Aufforderung einen Pflegeprozess korrekt erstellen,

vergisst keine Routineeintragungen,

wendet sicher das Dokumentationssystem an und findet sich spontan zurecht.

– stellt den Trinkbecher, Nachttisch, Klingel usw. nicht in Reichweite,

lässt Aufstehpatient im Bett liegen, informiert nicht über das Ende der Behandlungsmaßnahme,

hilft nicht beim Anziehen oder denkt nicht an die Lagerung,

überprüft nicht das Zimmer oder die Bedürfnisse des Patienten,

verlässt den Arbeitsplatz unsauber oder vergisst fachgerecht zu desinfizieren,

findet sich im Dokumentationssystem nicht zurecht,

mangelnde oder fehlende Dokumentation,

vergisst zu dokumentieren,

trägt falsch oder auf einer falschen Seite ein, vernachlässigt Handzeichen oder zeichnet nicht korrekt ab.

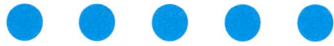

3. Personale Kompetenzen

Entscheidungsfähigkeit, Innovationsfreudigkeit, Kreativität

+ sieht die Arbeit,
  ist sehr sicher in den Handlungen und liegt deutlich über dem Ausbildungsdurchschnitt, improvisiert und kombiniert leicht und ohne fremde Hilfe,
  begründet alle Tätigkeiten,
  arbeitet pflegezielorientiert,
  ist mit dem Leitbild vertraut und wendet dieses auch in der täglichen Pflege an,
  kann zeitliche Freiräume durch Eigenorganisation einbauen und verbessert sich laufend im Handlungszeitablauf,
  erkennt auch Teilerfolge und hat ein gutes Maß an Selbstvertrauen.

/ meldet Beobachtungen,
  sieht auch andere Möglichkeiten der Durchführung,
  weiß, wenn Hilfe benötigt wird und fordert diese auch ein.

− es können nur einfache und dem Ausbildungsstand nicht entsprechende Tätigkeiten übertragen werden,
  verliert sofort den Überblick,
  fragt ständig nach, braucht zuviel Zeit,
  kann sich nicht mehrere Dinge hintereinander merken,
  sieht die Arbeit nicht hat Berührungsängste,
  wartet auf Anweisung und handelt nur entsprechend Vorgaben dritter.

Belastbarkeit im psychischen Bereich

+ arbeitet in Stresssituationen ruhig weiter,
  wird nicht aggressiv,
  vermittelt vorbildhaft die eigene seelische Ausgeglichenheit an das Team oder anderen Mitarbeitern,
  kennt auch die eigenen Grenzen und kann Überforderungen rechtzeitig und konstruktiv anzeigen und die Teamkollegen darauf hinweisen.

/ wirkt seelisch ausgeglichen und belastbar,
  bringt sich nicht so schnell aus der Ruhe,
  ist fröhlich und dennoch ernst bei der Sache,
  kann auch über traurige oder belastende Tatsachen reden,
  geht positiv mit Tod, Trauer und Schmerz um,
  Belastungen sind im üblichen Rahmen kein Problem.

− reagiert sofort mit Müdigkeit, Pausen, „Zigarettenbelohnungspäuschen“,
  verliert den Überblick,
  verbreitet Hektik,
  schreit oder beginnt zu weinen,
  steht apathisch herum,
  isoliert sich vom Team oder „verdrückt“ sich in nicht so Problem- oder Konfliktbeladene Situationen.

Belastbarkeit im physischen Bereich

+ ist körperlich allen Situationen gewachsen,
  wendet geschickt Hebe- und Tragetechniken fach- und sachgerecht an (Kinestetik),
  hat eine gute Kondition,
  fällt so gut wie nie wegen Krankheit aus,
  wendet rückengerechtes Arbeiten selbstständig an.

/ setzt Kräfte ökonomisch sinnvoll ein,
  wendet rückengerechtes Arbeiten nach Hinweisen an.

− ist körperlich nicht belastbar,
  hat wenig physische Kondition,
  gefährdet die eigene Gesundheit durch falschen Einsatz körperlicher Ressourcen.

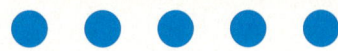

Reflexionsfähigkeit

+ kann mit Niederlagen umgehen und lässt sich nicht entmutigen,
kennt die eigenen Fehler, Stärken, Grenzen und steht dazu,
akzeptiert auch die Meinung anderer,
wünscht und drängt auf eine Zwischenbesprechung oder Leistungsstandbeurteilung,
kann die Beziehungsebene von der Inhaltsebene trennen,
übt Selbstkritik und versucht sich selbst handlungsorientiert zu evaluieren.

/ toleriert die Meinung anderer,
sucht jedoch nicht immer ein Feedback oder eine Leistungsbesprechung.

– hört nicht zu,
reagiert sofort beleidigt,
beginnt mit Rechtfertigung und Schuldzuweisungen an andere,
geht vom Inhalt sofort in die Beziehungsebene über („Ihr habt schon immer etwas gegen mich" usw.),
zieht Ernstgemeintes ins Lächerliche,
sagt „dies machen doch alle",
verallgemeinert sofort positive Einzelleistung auf die Gesamtheit der Leistungen.

Erscheinungsbild

+ beachtet stets die berufsgenossenschaftlichen Belange und weist auch Kollegen auf mögliche Gefahren hin,
ist immer korrekt gekleidet; die Dienstkleidung ist entsprechend der Vorgaben der Einsatzstelle,
es wird kein störender Schmuck getragen (lange Ohrringe, scharfkantige Ringe),
die Fingernägel sind kurz geschnitten,
die Schuhe entsprechen den berufsgenossenschaftlichen Vorgaben,
es wird selbstständig darauf geachtet, dass Schürzen, die während der Verrichtung von Schmutzarbeiten oder im Umgang mit Lebensmitteln getragen werden müssen, angelegt sind.

/ ab und zu sind Hinweise bezüglich oben genannter Kriterien nötig,
selbstständige Beachtung muss noch verbessert werden,
entfernt störenden oder gefährdenden Schmuck,
kleidet sich angemessen.

– häufige Beanstandungen zu oben genannten Kriterien,
Einsicht ist nicht immer gegeben,
Verhalten muss unbedingt geändert werden, usw.,
missachtet bewusst berufsgenossenschaftliche Vorgaben.

Berufsmotivation, Interesse an der Arbeit und Ausbildung

+ ist an der Durchführung einer systematischen, wissenschaftlich abgesicherten Pflege, die auf den einzelnen Menschen zugeschnitten ist und sich an den Bedürfnissen des Patienten und Bewohner ausrichtet, interessiert,
man erkennt eine wissbegierige Haltung,
setzt die zeitgemäße Informationstechnologie ein (EDV).

/ arbeitet an einer fürsorglichen, nicht wertenden Einstellung,
Fähigkeit zum analytischen und kritischen Denken,
zeigt reges Interesse an gemeinschaftlichem und partnerschaftlichem Arbeiten,
verhält sich indifferent,
hat keine Meinung.

– zeigt wenig Interesse Probleme zu lösen und Prioritäten zu setzen,
wenig gemeinsame Entscheidungsfindungen,
Null-Bock Mentalität,
findet den Beruf nicht lohnenswert, spricht ständig vom Ausstieg,
spricht negativ in der Arbeit und Freizeit über den Pflegeberuf.

Verantwortungsbewusstsein, Gewissenhaftigkeit

+ übernimmt auch Verantwortung ohne langes Zögern,
kennt die Möglichkeit der Handlungsverweigerung im Rahmen der Durchführungsverantwortung bei nicht fachlich-rechtlicher Delegation,
ist ein deutlicher Gewinn für das Team,
wendet die Hygienemaßnahmen an und hat ein deutliches Hygienebewußtsein.

/ erschrickt nicht bei Überprüfungen,
bittet um Kontrolle,
tritt selbstbewusst auf,
begründet Handlungen theoretisch und ist in der Lage spontan der Situation angemessen Kompromisse verantwortungsbewusst zu machen,
weiß wo die Hygienepläne sind.

− arbeitet stillschweigend über die eigenen Kompetenzen hinweg,
arbeitet oberflächlich,
beachtet die Hygienemaßnahmen nicht.

Einsatzbereitschaft

+ bringt realisierbare Verbesserungsvorschläge für die Station,
erledigt nicht nur Pflichtaufgaben,
wirkt kreativ an der Tagesgestaltung mit,
initiiert selbstständig Aktivierungen und Unternehmungen.

/ erkennt seine Tätigkeiten bezogen auf den Tagesablauf und führt diese gewissenhaft aus.

− arbeitet nur auf Anordnung,
übernimmt gerne Arbeiten, die weit unter dem Ausbildungsstand liegen,
übernimmt nur beliebte Tätigkeiten und drückt sich vor der Routinearbeit.

Pünktlichkeit

+ ist trotz bekannter Hindernisse (Nebel, Baustelle, Familie usw.) immer rechtzeitig auf der Station,
ist zuverlässig auch in Extremsituationen.

/ ist pünktlich und gibt Verhinderungen rechtzeitig Bescheid,
fragt nach, wenn etwas unklar ist.

− kommt häufig zu spät, baut eigenwillig Pausen ein, verlässt vorzeitig die Station, arbeitet oft oberflächlich,
braucht ständig Aufsicht und Kontrolle.

Empathiefähigkeit

+ zeigt großes Einfühlungsvermögen,
kann sich in die Lage von Patienten und Bewohnern hineinversetzen ohne „mit zu leiden" und argumentiert aus deren Sicht,
akzeptiert andere Werthaltungen und Normen,
kann aus einer Reihe von physischen und situativen Anhaltspunkten Gefühle des Patienten/Bewohners identifizieren,
kann Sorge und Mitgefühl für andere auszudrücken.

/ Bedürfnisse, Wünsche und Gefühle des Gegenübers werden wahrgenommen,
ein echtes Mitgefühl ist nicht möglich,
nimmt wahr, dass Menschen unterschiedliche Gefühle in Bezug auf die gleiche Sache haben können und gibt dies weiter,
kann einfache Kausalzusammenhänge erkennen, um Gefühle vorhersagen zu können,
versteht, dass Menschen unterschiedliche Vorlieben und Abneigungen haben.

− fühlt sich durch Patienten angegriffen und verletzt und reagiert mit Angst, Wut, Angriff und Herabsetzung,
kann gezielte von ungezielten Handlungen nicht unterscheiden,
kann keine Gefühle durch die Verwendung von „Ich-" Botschaften mitteilen oder über aktives Zuhören erfassen.

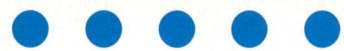

4. Sozial-kommunikative Kompetenzen

Kommunikationsfähigkeit

+ regt den Bewohner/Patienten zur Mithilfe an und fördert dadurch dessen Selbstständigkeit,
erklärt pflegerische Maßnahmen,
sucht mit dem Bewohner/Patienten sinnvolle Alternativen,
reagiert adäquat auf krankheitsbedingte Verhaltensweisen (Validation),
sucht das Gespräch,
ist offen und freundlich.

/ geht auf Wünsche und Bedürfnisse ein,
durchschnittliches Schülerverhalten,
hält sich an Behandlungsrichtlinien,
ergreift selten die Gesprächsinitiative,
ist sachlich korrekt,
ruhig.

– erkennt selbst Grundbedürfnisse der Kommunikation nicht,
reagiert nicht oder nur oberflächlich auf Patienten/Bewohnerwünsche,
erkennt keine versteckten Signale nach Zuwendung und Anerkennung, Sicherheit usw.,
fragt die Patienten/Bewohner aus, redet die Patienten/Bewohner mit „Du" oder „Opa/Oma" an,
redet oft in der „Wir"-Form,
spricht vor dem Patienten/Bewohner über den Patienten/Bewohner,
vergreift sich im Ton, kann sich der Situation nicht anpassen.

Artikulationsfähigkeit

+ kann Gespräche optimal führen,
baut sehr schnell eine Vertrauensbasis zum Patienten/Bewohner auf,
kann sehr gut mit Nähe und Distanz umgehen,
erklärt geduldig pflegerische Maßnahmen.

/ kann Gespräche angemessen führen,
spricht mit den Bewohnern/Patienten und kann auch zuhören.

– kann keine professionellen Gespräche führen,
spricht zu wenig oder gar nicht mit den Patienten/Bewohnern,
redet zu viel, zu lang, zu intensiv,
gibt unangemessene oder abwertende Kommentare beim Gespräch,
ist unhöflich oder vorlaut.

Kritik-/Konfliktfähigkeit

+ verwertet Kritik zum Positiven,
fordert Feedback an,
gibt konstruktive Kritik in der zeitlichen und örtlichen Berücksichtigung,
trägt zur Konfliktlösung bei,
sucht von sich aus Kompromisse.

/ nimmt Kritik an,
kann einem Kritikgespräch auch aufmerksam „ohne Blockade" teilnehmen,
meidet Konfrontation,
reagiert ruhig beim Konfliktgespräch,
kann Kompromisse eingehen.

– hört gar nicht richtig zu,
nimmt Kritik nicht ernst,
bei positiver Kritik reagiert der Schüler gleich überschwänglich oder selbst überschätzend bis arrogant,
ist kompromisslos und unbelehrbar, beharrt auf seine Prinzipien.

Teamverhalten

+ gibt bereitwillig sein Wissen weiter und hat ein besonderes pädagogisches Geschick in der Vermittlung, kann gut erklären,

  stellt leicht Transferbezüge zur Theorie her,

  ist prädestiniert als Tutor für Schüler und Praktikanten niedrigeren Semesters.

/ erklärt bereitwillig Nachfragen,

  gibt gute theoretische Hinweise,

  arbeitet informierend und instruierend mit,

  ist aufgeschlossen und berichtet selbstständig von Neuerungen oder Erfahrungen, z. B. früheren Einsätzen oder von der Schule.

− verhält sich sehr defensiv,

  kann nicht erklären,

  wird unruhig oder aggressiv bei Nachfragen,

  lehnt Tutorenfunktion ab,

  entzieht sich bewusst der Verantwortung, das Erlernte weiterzugeben,

  „man muss ihm/ihr alles aus der Nase ziehen".

5.2 Hilfestellungen zur Beurteilung auf der Beurteilungsblattrückseite

Auf dieser Seite haben Sie Gelegenheit, in freier Beurteilung die Gesamtbeurteilung zu begründen, weshalb die unten angeführte Note vergeben wurde.

Entscheidend hierbei und von besonderer Wichtigkeit ist die Aussage bezüglich der Eignung für den Beruf!

Es gibt immer wieder Schüler, welche in der Theorie sehr schwach sind, aber vor allem im grundpflegerischen Bereich hervorragende praktische Leistungen erbringen.

In der Zusammenarbeit und im Gespräch mit der Schule, sollte hier für den Schüler eine Möglichkeit gefunden werden. Dies wäre z. B. das Anraten zum Ablegen der Altenpflegehelferprüfung.

Daneben gibt es Schüler, welche in der Theorie hervorragend sind, jedoch in der praktischen Arbeit auf der Station oder im Team sehr schwach sind oder eine Belastung darstellen, und aus dem Grund letztlich für den Beruf nicht geeignet sind. Hier wäre es fatal, wenn dieser Schüler die Probezeit aufgrund einer nicht gewissenhaft ausgefüllten und erstellten Beurteilung bestehen würde und sich zum Leidwesen aller über die drei Jahre „retten" könnte. Nach bestandener Prüfung könnte dieser am Ende letztlich eine Gefahr für die ihm anvertrauten Menschen darstellen.

Vergeben Sie nicht leichtfertig zu gute Noten.

Eine **„Drei"** (befriedigend) ist eine gute Note, denn sie sagt aus, dass Sie mit den Leistungen zufrieden sind.

Ein **„gut"** soll eine besondere Anerkennung darstellen und den beurteilten Schüler aus der Masse hervorheben.

Ein **„sehr gut"** soll nicht die Regel, sondern die absolute Ausnahme darstellen. Eine **„Eins"** muss gerechtfertigt und auch mit der Person stimmig sein. Sie stellt eine besondere Auszeichnung dar.

Bei einem **„ausreichend"** geben Sie immer noch „grünes Licht" für den Schüler. Er kann sich entwickeln und sich selbstständig verbessern.

Bei **„mangelhaft"** muss unbedingt das Gespräch mit der Schule gesucht werden. Es ist ein deutliches Signal, welches von allen an der Ausbildung Beteiligten wahrgenommen werden muss.

Ein **„ungenügend"** ist gleichzusetzen mit einem Kündigungsgrund. Jeder weitere Verbleib würde zu Gefährdungen von Bewohnern/Patienten führen. Weitere Schritte bis hin zur Suspendierung sind zu erwägen.

Als Hilfe sei immer die Frage zulässig „würde ich mich von diesem Schüler pflegen lassen" und wie wäre dann meine Beurteilung? Würde ich meine Angehörigen in die Obhut dieser Person geben?

Kann der Schüler die Konsequenzen seiner Arbeit einschätzen? (z. B. Wie steht es mit dem Hygienebewusstsein?)

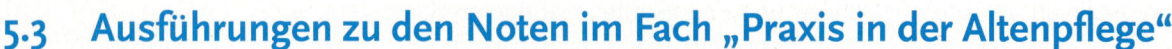

5.3 Ausführungen zu den Noten im Fach „Praxis in der Altenpflege"

Die Gesamtnote soll auf der Basis dieser Noten-Leistungsdefinition erfolgen!

Sehr gut	Ist zu erteilen, wenn die Leistungen und Verhaltensweisen des Schülers den Anforderungen der Praxis in besonderem Maße entsprechen. Dies ist der Fall, wenn der Schüler durch seinen Wissensumfang, durch besondere Selbstständigkeit sowie durch Sorgfalt der Ausführungen und positive Verhaltensweisen über die Note „gut" hinausragt. Es ist eine besondere Auszeichnung und wird sicherlich nicht der Regelfall sein.
Gut	Ist zu erteilen, wenn die Leistungen des Schülers den Anforderungen gemessen am Ausbildungsstand voll entsprechen. Der Schüler mit der Note „gut" muss Selbstständigkeit im Denken und Handeln erkennen lassen, angemessene Aufgaben muss er zuverlässig und im Wesentlichen fehlerfrei erledigen. Die Verhaltensweisen sollen dem in der Alten- und Krankenpflege üblichen Standard entsprechen.
befriedigend	Ist zu erteilen, wenn die Leistungen der Schülers im Allgemeinen den Anforderungen entsprechen. Dies ist der Fall, wenn der Schüler übertragene Aufgaben weitgehend ordentlich erledigt und gröbere Fehler vermeidet. Diese Note bringt Zufriedenheit mit der Leistung und den Verhaltensweisen zum Ausdruck.
ausreichend	Ist zu erteilen, wenn die Leistungen und Verhaltensweisen des Schülers zwar Mängel aufweisen, aber im ganzen gesehen den Anforderungen noch entsprechen.
mangelhaft	Ist zu erteilen, wenn die Leistungen und Verhaltensweisen des Schülers den Anforderungen nicht entsprechen. Bei dieser Benotung muss jedoch erkennbar sein, dass Grundlagen und Einsichtsfähigkeit vorhanden sind und durch Fleiß und Einsatz des Schülers die Mängel in absehbarer Zeit zu beheben sind.
ungenügend	Ist zu erteilen, wenn die Leistungen den Anforderungen nicht entsprechen und die nötigen Grundlagen fehlen und die Mängel in absehbarer Zeit nicht zu beheben sind. „Ungenügend" ist auch zu erteilen, wenn für die Veränderung von negativen Verhaltensweisen keine Einsicht zu erkennen ist. Die Schule ist umgehend zu informieren. Ebenfalls müssen arbeitsrechtliche Konsequenzen erwogen werden.

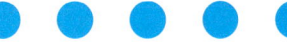

Probezeitbeurteilung   **1. Ausbildungshalbjahr**

Name der Schülerin/des Schülers   Abgabetermin

                                   vom: bis:

Beginn der Ausbildung   Einsatzzeitraum   krankheitsbedingte Fehlstunden

Praxisanleiter/in   Dienststellung

Einsatzort/Dienststelle/Station

Beurteilung **ohne Benotung** (Stärken/Durchschnitt/Schwächen) →	+	/	–
1. Berufsfachliche Kompetenzen (kognitives Handeln)			
Wissensstand gemäß dem Ausbildungsjahr (siehe Tätigkeitsnachweis)			
Fachwissen und fachübergreifendes Wissen zu:			
Pflegevorbereitung (Übersicht, Zeiteinteilung, Selbstständigkeit)			
Pflegedurchführung (systematisch, fachgerecht, exakt und vollständig)			
Pflegenachsorge (Bewohner, Reinigung des Materials, Hygiene, Dokumentation)			
2. Berufspraktische Kompetenzen (gegenständliches Handeln)			
Bewohner/Patientenbeobachtung			
Praktische Umsetzung von:			
Pflegevorbereitung			
Pflegedurchführung			
Pflegenachsorge und Dokumentation			
3. Personale Kompetenzen (emotionales Handeln)			
Entscheidungsfähigkeit, Innovationsfreudigkeit, Kreativität			
Belastbarkeit im psychischen Bereich			
Belastbarkeit im physischen Bereich			
Reflexionsfähigkeit (kann eigene Stärken und Schwächen artikulieren.................... und realistisch einschätzen)			
Erscheinungsbild (z. B. Berufsgenossenschaft, BG-Vorschriften, usw.)..................			
Berufsmotivation, Interesse an der Arbeit und der Ausbildung.................			
Verantwortungsbewusstsein, Gewissenhaftigkeit			
Einsatzbereitschaft			
Pünktlichkeit			
Empathiefähigkeit			
4. Sozial-kommunikative Kompetenzen (soziales Handeln)			
Kommunikationsfähigkeit (kann Gesprächssituationen angemessen gestalten)			
Artikulationsfähigkeit schriftlich und mündlich (kann sich korrekt, ... verständlich und fachlich richtig ausdrücken, Informationen weitergeben)			
Umgang mit dem Bewohner/Patient/Bedürfniserkennung..................			
Kritik- und Konfliktfähigkeit (Annahme/Einsicht/Geben).......................			
Teamverhalten (Umgang mit Kollegen, Vorgesetzten, gibt auch Wissen weiter)...........			

Geben Sie bitte eine kurze Bewertung ab über die Eignung zum/zur Altenpfleger/in oder Altenpfle-gehelfer/in, besondere Eigenschaften, was Sie besonders hervorheben möchten, was Sie gestört hat, wo der Schüler unbedingt an sich arbeiten muss usw. Gibt es berechtigte Bedenken Ihrerseits bezüg-lich der Erreichung des Ausbildungszieles? Wäre eine Beendigung während der Probezeit besser?

_____

_____

_____

_____

_____

_____

_____

_____

_____

_____

Gesamtnote:
Probezeit
(muss erteilt werden)

Bezüglich der Beurteilung/des Einsatzes wünschen
wir ein Gespräch mit dem betreuenden Fachlehrer.
(Bitte ankreuzen!)

ja	nein

Wenn ja angekreuzt wurde,
Kontaktaufnahme mit: _____ _____
                              (Name)   (Telefonnummer)

Die Beurteilung wurde mit der/dem Schülerin/er am _____ in der Einsatzstelle
besprochen. (Wenn nein, bitte kurze Begründung)

Ort und Datum: _____

_____   _____
Unterschrift Praxisanleiter/in   Unterschrift des Schülers/der Schülerin

_____   _____
ggf. Unterschrift der Stationsleitung   Unterschrift des Klassenlehrers (Schule)

_____
ggf. Unterschrift des Heimleiters/PDL

Bemerkungen/Stellungnahmen durch die Schule:

_____

_____

Registriert am: _____

© Bildungsverlag EINS GmbH

Schule: Berufsfachschule für Altenpflegehilfe

Jahresendbeurteilung   **Altenpflegehilfeausbildung**

Name der Schülerin/des Schülers   Abgabetermin

vom: bis:

Beginn der Ausbildung   Einsatzzeitraum   krankheitsbedingte Fehlstunden

Praxisanleiter/in   Dienststellung

Einsatzort/Dienststelle/Station

Beurteilung **ohne Benotung** (Stärken/Durchschnitt/Schwächen) →	+	/	–

1. Berufsfachliche Kompetenzen (kognitives Handeln) . . . .

Wissensstand gemäß dem Ausbildungsjahr (siehe Tätigkeitsnachweis) . . . .

Fachwissen und fachübergreifendes Wissen zu:

Pflegevorbereitung (Übersicht, Zeiteinteilung, Selbstständigkeit) . . . .

Pflegedurchführung (systematisch, fachgerecht, exakt und vollständig) . . . .

Pflegenachsorge (Bewohner, Reinigung des Materials, Hygiene, Dokumentation) . . . .

2. Berufspraktische Kompetenzen (gegenständliches Handeln). . . . .

Bewohner/Patientenbeobachtung . . . .

Praktische Umsetzung von:

Pflegevorbereitung . . . .

Pflegedurchführung . . . .

Pflegenachsorge und Dokumentation. . . . .

3. Personale Kompetenzen (emotionales Handeln). . . . .

Entscheidungsfähigkeit, Innovationsfreudigkeit, Kreativität. . . . .

Belastbarkeit im psychischen Bereich . . . .

Belastbarkeit im physischen Bereich . . . .

Reflexionsfähigkeit (kann eigene Stärken und Schwächen artikulieren. . . . .
und realistisch einschätzen)

Erscheinungsbild (z. B. Berufsgenossenschaft, BG-Vorschriften, usw.). . . . .

Berufsmotivation, Interesse an der Arbeit und der Ausbildung. . . . .

Verantwortungsbewusstsein, Gewissenhaftigkeit . . . .

Einsatzbereitschaft . . . .

Pünktlichkeit . . . .

Empathiefähigkeit . . . .

4. Sozial-kommunikative Kompetenzen (soziales Handeln) . . . .

Kommunikationsfähigkeit (kann Gesprächssituationen angemessen gestalten) . . . .

Artikulationsfähigkeit schriftlich und mündlich (kann sich korrekt, ...
verständlich und fachlich richtig ausdrücken, Informationen weitergeben)

Umgang mit dem Bewohner/Patient/Bedürfniserkennung . . . .

Kritik- und Konfliktfähigkeit (Annahme/Einsicht/Geben). . . . .

Teamverhalten (Umgang mit Kollegen, Vorgesetzten, gibt auch Wissen weiter). . . . .

© Bildungsverlag EINS GmbH

111

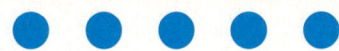

Geben Sie bitte eine kurze Bewertung ab z. B. über die Eignung zum/zur Altenpflegehelfer/in, besondere Eigenschaften was Sie hervorheben möchten, was Sie gestört hat, ob es sinnvoll ist dem/der Schüler/in die Altenpflegeausbildung anzuraten usw.

_____

_____

_____

_____

_____

_____

_____

_____

_____

_____

Gesamtnote:
(muss erteilt werden)

Bezüglich der Beurteilung/des Einsatzes wünschen wir ein Gespräch mit dem betreuenden Fachlehrer. | ja | nein |
(Bitte ankreuzen!)

Wenn ja angekreuzt wurde,
Kontaktaufnahme mit: _____ _____
                                                 (Name)   (Telefonnummer)

Die Beurteilung wurde mit der/dem Schülerin/er am _____ in der Einsatzstelle besprochen. (Wenn nein, bitte kurze Begründung)

Ort und Datum: _____

_____   _____
Unterschrift Praxisanleiter/in   Unterschrift des Schülers/der Schülerin

_____   _____
ggf. Unterschrift der Stationsleitung   Unterschrift des Klassenlehrers (Schule)

_____
ggf. Unterschrift des Heimleiters/PDL

Bemerkungen/Stellungnahmen durch die Schule:

_____

_____

Registriert am: _____

Jahresbeurteilung   1. Ausbildungsjahr

Name der Schülerin/des Schülers   Abgabetermin

vom: bis:

Beginn der Ausbildung   Einsatzzeitraum   krankheitsbedingte Fehlstunden

Praxisanleiter/in   Dienststellung

Einsatzort/Dienststelle/Station

Beurteilung **ohne Benotung** (Stärken/Durchschnitt/Schwächen)	→	+	/	–
1. Berufsfachliche Kompetenzen (kognitives Handeln)				
Wissensstand gemäß dem Ausbildungsjahr (siehe Tätigkeitsnachweis)				
Fachwissen und fachübergreifendes Wissen zu:				
Pflegevorbereitung (Übersicht, Zeiteinteilung, Selbstständigkeit)				
Pflegedurchführung (systematisch, fachgerecht, exakt und vollständig)				
Pflegenachsorge (Bewohner, Reinigung des Materials, Hygiene, Dokumentation)				
2. Berufspraktische Kompetenzen (gegenständliches Handeln)				
Bewohner/Patientenbeobachtung				
Praktische Umsetzung von:				
Pflegevorbereitung				
Pflegedurchführung				
Pflegenachsorge und Dokumentation				
3. Personale Kompetenzen (emotionales Handeln)				
Entscheidungsfähigkeit, Innovationsfreudigkeit, Kreativität				
Belastbarkeit im psychischen Bereich				
Belastbarkeit im physischen Bereich				
Reflexionsfähigkeit (kann eigene Stärken und Schwächen artikulieren . . . . und realistisch einschätzen)				
Erscheinungsbild (z. B. Berufsgenossenschaft, BG-Vorschriften, usw.)				
Berufsmotivation, Interesse an der Arbeit und der Ausbildung				
Verantwortungsbewusstsein, Gewissenhaftigkeit				
Einsatzbereitschaft				
Pünktlichkeit				
Empathiefähigkeit				
4. Sozial-kommunikative Kompetenzen (soziales Handeln)				
Kommunikationsfähigkeit (kann Gesprächssituationen angemessen gestalten)				
Artikulationsfähigkeit schriftlich und mündlich (kann sich korrekt, ... verständlich und fachlich richtig ausdrücken, Informationen weitergeben)				
Umgang mit dem Bewohner/Patient/Bedürfniserkennung				
Kritik- und Konfliktfähigkeit (Annahme/Einsicht/Geben)				
Teamverhalten (Umgang mit Kollegen, Vorgesetzten, gibt auch Wissen weiter)				

Geben Sie bitte eine kurze Bewertung ab z. B. über die Eignung zum/zur Altenpfleger/in, besondere Eigenschaften, was Sie besonders hervorheben möchten, was Sie gestört hat, wo der/die Schüler/in unbedingt an sich arbeiten muss usw.

_____

_____

_____

_____

_____

_____

_____

_____

_____

Gesamtnote:
(muss erteilt werden)

Bezüglich der Beurteilung/des Einsatzes wünschen wir ein Gespräch mit dem betreuenden Fachlehrer.
(Bitte ankreuzen!)

ja	nein

Wenn ja angekreuzt wurde,
Kontaktaufnahme mit: _____ _____

                                     (Name)   (Telefonnummer)

Die Beurteilung wurde mit der/dem Schülerin/er am _____ in der Einsatzstelle besprochen. (Wenn nein, bitte kurze Begründung)

Ort und Datum: _____

_____   _____
Unterschrift Praxisanleiter/in   Unterschrift des Schülers/der Schülerin

_____   _____
ggf. Unterschrift der Stationsleitung   Unterschrift des Klassenlehrers (Schule)

_____
ggf. Unterschrift des Heimleiters/PDL

Bemerkungen/Stellungnahmen durch die Schule:

_____

_____

Registriert am: _____

Jahresbeurteilung   **2. Ausbildungsjahr**

Name der Schülerin/des Schülers   Abgabetermin

                              vom: bis:

Beginn der Ausbildung   Einsatzzeitraum   krankheitsbedingte Fehlstunden

Praxisanleiter/in   Dienststellung

Einsatzort/Dienststelle/Station

Beurteilung **ohne Benotung** (Stärken/Durchschnitt/Schwächen)	→	+	/	–

1. Berufsfachliche Kompetenzen (kognitives Handeln) . . . .

   Wissensstand gemäß dem Ausbildungsjahr (siehe Tätigkeitsnachweis) . . . .

   Fachwissen und fachübergreifendes Wissen zu:

   Pflegevorbereitung (Übersicht, Zeiteinteilung, Selbstständigkeit) . . . .

   Pflegedurchführung (systematisch, fachgerecht, exakt und vollständig) . . . .

   Pflegenachsorge (Bewohner, Reinigung des Materials, Hygiene, Dokumentation) . . . .

2. Berufspraktische Kompetenzen (gegenständliches Handeln) . . . .

   Bewohner/Patientenbeobachtung . . . .

   Praktische Umsetzung von:

   Pflegevorbereitung . . . .

   Pflegedurchführung . . . .

   Pflegenachsorge und Dokumentation . . . .

3. Personale Kompetenzen (emotionales Handeln) . . . .

   Entscheidungsfähigkeit, Innovationsfreudigkeit, Kreativität . . . .

   Belastbarkeit im psychischen Bereich . . . .

   Belastbarkeit im physischen Bereich . . . .

   Reflexionsfähigkeit (kann eigene Stärken und Schwächen artikulieren. . . . .
   und realistisch einschätzen)

   Erscheinungsbild (z. B. Berufsgenossenschaft, BG-Vorschriften, usw.) . . . .

   Berufsmotivation, Interesse an der Arbeit und der Ausbildung . . . .

   Verantwortungsbewusstsein, Gewissenhaftigkeit . . . .

   Einsatzbereitschaft . . . .

   Pünktlichkeit . . . .

   Empathiefähigkeit . . . .

4. Sozial-kommunikative Kompetenzen (soziales Handeln) . . . .

   Kommunikationsfähigkeit (kann Gesprächssituationen angemessen gestalten) . . . .

   Artikulationsfähigkeit schriftlich und mündlich (kann sich korrekt, ...
   verständlich und fachlich richtig ausdrücken, Informationen weitergeben)

   Umgang mit dem Bewohner/Patient/Bedürfniserkennung . . . .

   Kritik- und Konfliktfähigkeit (Annahme/Einsicht/Geben) . . . .

   Teamverhalten (Umgang mit Kollegen, Vorgesetzten, gibt auch Wissen weiter) . . . .

© Bildungsverlag EINS GmbH

Geben Sie bitte eine kurze Bewertung ab z. B. über die Eignung zum/zur Altenpfleger/in, besondere Eigenschaften, was Sie besonders hervorheben möchten, was Sie gestört hat, wo der/die Schüler/in unbedingt an sich arbeiten muss usw.

_____

_____

_____

_____

_____

_____

_____

_____

_____

_____

Gesamtnote:
(muss erteilt werden)

Bezüglich der Beurteilung/des Einsatzes wünschen
wir ein Gespräch mit dem betreuenden Fachlehrer.
(Bitte ankreuzen!)

ja	nein

Wenn ja angekreuzt wurde,
Kontaktaufnahme mit: _____   _____
                                    (Name)   (Telefonnummer)

Die Beurteilung wurde mit der/dem Schülerin/er am _____ in der Einsatzstelle
besprochen. (Wenn nein, bitte kurze Begründung)

Ort und Datum: _____

_____   _____
Unterschrift Praxisanleiter/in   Unterschrift des Schülers/der Schülerin

_____   _____
ggf. Unterschrift der Stationsleitung   Unterschrift des Klassenlehrers (Schule)

_____
ggf. Unterschrift des Heimleiters/PDL

Bemerkungen/Stellungnahmen durch die Schule:

_____

_____

Registriert am: _____

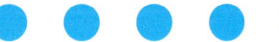

Schlussbeurteilung   **3. Ausbildungsjahr**

Name der Schülerin/des Schülers   Abgabetermin

	vom:	bis:	
Beginn der Ausbildung	Einsatzzeitraum		krankheitsbedingte Fehlstunden

Praxisanleiter/in   Dienststelle

Einsatzort/Dienststelle/Station

Beurteilung **ohne Benotung** (Stärken/Durchschnitt/Schwächen)	→	+	/	–
1. Berufsfachliche Kompetenzen (kognitives Handeln)				
Wissensstand gemäß dem Ausbildungsjahr (siehe Tätigkeitsnachweis)				
Fachwissen und fachübergreifendes Wissen zu:				
Pflegevorbereitung (Übersicht, Zeiteinteilung, Selbstständigkeit)				
Pflegedurchführung (systematisch, fachgerecht, exakt und vollständig)				
Pflegenachsorge (Bewohner, Reinigung des Materials, Hygiene, Dokumentation)				
2. Berufspraktische Kompetenzen (gegenständliches Handeln)				
Bewohner/Patientenbeobachtung				
Praktische Umsetzung von:				
Pflegevorbereitung				
Pflegedurchführung				
Pflegenachsorge und Dokumentation.................................				
3. Personale Kompetenzen (emotionales Handeln)........................				
Entscheidungsfähigkeit, Innovationsfreudigkeit, Kreativität.....................				
Belastbarkeit im psychischen Bereich				
Belastbarkeit im physischen Bereich				
Reflexionsfähigkeit (kann eigene Stärken und Schwächen artikulieren.................... und realistisch einschätzen)				
Erscheinungsbild (z. B. Berufsgenossenschaft, BG-Vorschriften, usw.)..................				
Berufsmotivation, Interesse an der Arbeit und der Ausbildung..................				
Verantwortungsbewusstsein, Gewissenhaftigkeit				
Einsatzbereitschaft...				
Pünktlichkeit				
Empathiefähigkeit				
4. Sozial-kommunikative Kompetenzen (soziales Handeln)				
Kommunikationsfähigkeit (kann Gesprächssituationen angemessen gestalten)				
Artikulationsfähigkeit schriftlich und mündlich (kann sich korrekt, ... verständlich und fachlich richtig ausdrücken, Informationen weitergeben)				
Umgang mit dem Bewohner/Patient/Bedürfniserkennung..................				
Kritik- und Konfliktfähigkeit (Annahme/Einsicht/Geben).....................				
Teamverhalten (Umgang mit Kollegen, Vorgesetzten, gibt auch Wissen weiter)............				

Geben Sie bitte eine kurze Bewertung ab z. B. über die Eignung zum/zur Altenpfleger/in, besondere Eigenschaften, was Sie besonders hervorheben möchten, was Sie gestört hat, wo der/die Schüler/in unbedingt an sich arbeiten muss. Ist der/die Schüler/in für Ihre Station/Ihren Bereich geeignet und würden Sie ihn später gerne als Mitarbeiter haben? Usw.

_____

_____

_____

_____

_____

_____

_____

_____

_____

_____

Gesamtnote:
(muss erteilt werden)

Bezüglich der Beurteilung/des Einsatzes wünschen wir ein Gespräch mit dem betreuenden Fachlehrer.
(Bitte ankreuzen!)

ja	nein

Wenn ja angekreuzt wurde,
Kontaktaufnahme mit: _____   _____
                              (Name)   (Telefonnummer)

Die Beurteilung wurde mit der/dem Schülerin/er am _____ in der Einsatzstelle besprochen. (Wenn nein, bitte kurze Begründung)

Ort und Datum: _____

_____
Unterschrift Praxisanleiter/in

_____
Unterschrift des Schülers/der Schülerin

_____
ggf. Unterschrift der Stationsleitung

_____
Unterschrift des Klassenlehrers (Schule)

_____
ggf. Unterschrift des Heimleiters/PDL

Bemerkungen/Stellungnahmen durch die Schule:

_____

_____

Registriert am: _____

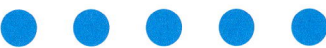

Stationäres Altenpflegepraktikum

(z. B. wenn der/die Schüler/in seine/ihre Ausbildung in einer offenen oder teilstationären Einrichtung der Altenhilfe absolviert)

Name der Schülerin/des Schülers   Abgabetermin

Beginn der Ausbildung   vom: bis:
                               Einsatzzeitraum

Praxisanleiter/in   Dienststellung

Einsatzort/Dienststelle/Station

Beurteilung **ohne Benotung** (Stärken/Durchschnitt/Schwächen)	→	+	/	–
1. Berufsfachliche Kompetenzen (kognitives Handeln)				
Wissensstand gemäß dem Ausbildungsjahr (siehe Tätigkeitsnachweis)				
Fachwissen und fachübergreifendes Wissen zu:				
Pflegevorbereitung (Übersicht, Zeiteinteilung, Selbstständigkeit)				
Pflegedurchführung (systematisch, fachgerecht, exakt und vollständig)				
Pflegenachsorge (Bewohner, Reinigung des Materials, Hygiene, Dokumentation)				
2. Berufspraktische Kompetenzen (gegenständliches Handeln)				
Bewohner/Patientenbeobachtung				
Praktische Umsetzung von:				
Pflegevorbereitung				
Pflegedurchführung				
Pflegenachsorge und Dokumentation				
3. Personale Kompetenzen (emotionales Handeln)				
Entscheidungsfähigkeit, Innovationsfreudigkeit, Kreativität				
Belastbarkeit im psychischen Bereich				
Belastbarkeit im physischen Bereich				
Reflexionsfähigkeit (kann eigene Stärken und Schwächen artikulieren.... und realistisch einschätzen)				
Erscheinungsbild (z. B. Berufsgenossenschaft, BG-Vorschriften, usw.).......				
Berufsmotivation, Interesse an der Arbeit und der Ausbildung..............				
Verantwortungsbewusstsein, Gewissenhaftigkeit				
Einsatzbereitschaft				
Pünktlichkeit				
Empathiefähigkeit				
4. Sozial-kommunikative Kompetenzen (soziales Handeln)				
Kommunikationsfähigkeit (kann Gesprächssituationen angemessen gestalten)				
Artikulationsfähigkeit schriftlich und mündlich (kann sich korrekt, ... verständlich und fachlich richtig ausdrücken, Informationen weitergeben)				
Umgang mit dem Bewohner/Patient/Bedürfniserkennung....................				
Kritik- und Konfliktfähigkeit (Annahme/Einsicht/Geben)...................				
Teamverhalten (Umgang mit Kollegen, Vorgesetzten, gibt auch Wissen weiter)............				

Geben Sie bitte eine kurze Bewertung ab z. B. über die Eignung zum/zur Altenpfleger/in, besondere Eigenschaften, was Sie besonders hervorheben möchten, was Sie gestört hat, wo der/die Schüler/in unbedingt an sich arbeiten muss usw.

_____

_____

_____

_____

_____

_____

_____

_____

_____

Gesamtnote:
(muss erteilt werden)

Bezüglich der Beurteilung/des Einsatzes wünschen wir ein Gespräch mit dem betreuenden Fachlehrer.
(Bitte ankreuzen!)

ja	nein

Wenn ja angekreuzt wurde,
Kontaktaufnahme mit: _____   _____
                                    (Name)   (Telefonnummer)

Die Beurteilung wurde mit der/dem Schülerin/er am _____ in der Einsatzstelle besprochen. (Wenn nein, bitte kurze Begründung)

Ort und Datum: _____

krankheitsbedingte Fehlstunden: _____ Gesamtstunden einschließlich Fehlzeiten: _____

_____   _____
Unterschrift Praxisanleiter/in   Unterschrift des Schülers/der Schülerin

_____   _____
ggf. Unterschrift der Stationsleitung   Unterschrift des Klassenlehrers (Schule)

_____
ggf. Unterschrift des Heimleiters/PDL

Bemerkungen/Stellungnahmen durch die Schule:

_____

_____

Registriert am: _____

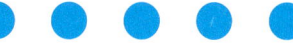

Beurteilung Krankenhauseinsatz ___. Ausbildungsjahr

Name der Schülerin/des Schülers   Abgabetermin

Beginn der Ausbildung   vom: bis:
                                Einsatzzeitraum

Praxisanleiter/in   Dienststellung

Einsatzort/Dienststelle/Station

Beurteilung **ohne Benotung** (Stärken/Durchschnitt/Schwächen) →	+	/	–
1. Berufsfachliche Kompetenzen (kognitives Handeln)			
Wissensstand gemäß dem Ausbildungsjahr (siehe Tätigkeitsnachweis)			
Fachwissen und fachübergreifendes Wissen zu:			
Pflegevorbereitung (Übersicht, Zeiteinteilung, Selbstständigkeit)			
Pflegedurchführung (systematisch, fachgerecht, exakt und vollständig)			
Pflegenachsorge (Bewohner, Reinigung des Materials, Hygiene, Dokumentation)			
2. Berufspraktische Kompetenzen (gegenständliches Handeln)			
Bewohner/Patientenbeobachtung			
Praktische Umsetzung von:			
Pflegevorbereitung			
Pflegedurchführung			
Pflegenachsorge und Dokumentation			
3. Personale Kompetenzen (emotionales Handeln)			
Entscheidungsfähigkeit, Innovationsfreudigkeit, Kreativität			
Belastbarkeit im psychischen Bereich			
Belastbarkeit im physischen Bereich			
Reflexionsfähigkeit (kann eigene Stärken und Schwächen artikulieren. . . . . und realistisch einschätzen)			
Erscheinungsbild (z. B. Berufsgenossenschaft, BG-Vorschriften, usw.)			
Berufsmotivation, Interesse an der Arbeit und der Ausbildung.			
Verantwortungsbewusstsein, Gewissenhaftigkeit			
Einsatzbereitschaft			
Pünktlichkeit			
Empathiefähigkeit			
4. Sozial-kommunikative Kompetenzen (soziales Handeln)			
Kommunikationsfähigkeit (kann Gesprächssituationen angemessen gestalten)			
Artikulationsfähigkeit schriftlich und mündlich (kann sich korrekt, ... verständlich und fachlich richtig ausdrücken, Informationen weitergeben)			
Umgang mit dem Bewohner/Patient/Bedürfniserkennung			
Kritik- und Konfliktfähigkeit (Annahme/Einsicht/Geben)			
Teamverhalten (Umgang mit Kollegen, Vorgesetzten, gibt auch Wissen weiter)			

● ● ● ● ●

Geben Sie bitte eine kurze Bewertung ab z. B. über die Eignung zum/zur Altenpfleger/in, besondere Eigenschaften, was Sie besonders hervorheben möchten, was Sie gestört hat, wo der/die Schüler/in unbedingt an sich arbeiten muss usw.

_____

_____

_____

_____

_____

_____

_____

_____

Eine Zwischenbesprechung bezüglich der Beurteilung erfolgte am: _____

Gesamtnote:
(muss erteilt werden)

Bezüglich der Beurteilung/des Einsatzes wünschen
wir ein Gespräch mit dem betreuenden Fachlehrer.

ja	nein

(Bitte ankreuzen!)

Wenn ja angekreuzt wurde,
Kontaktaufnahme mit: _____ _____
                              (Name)   (Telefonnummer)

Die Beurteilung wurde mit der/dem Schülerin/er am _____ in der Einsatzstelle
besprochen. (Wenn nein, bitte kurze Begründung)

Ort und Datum: _____

krankheitsbedingte Fehlstunden: _____ Gesamtstunden einschließlich Fehlzeiten: _____

_____   _____
Unterschrift Praxisanleiter/in   Unterschrift des Schülers/der Schülerin

_____   _____
ggf. Unterschrift der Stationsleitung   Unterschrift des Klassenlehrers (Schule)

_____
ggf. Unterschrift des Heimleiters/PDL

Bemerkungen/Stellungnahmen durch die Schule:

_____

_____

Registriert am: _____

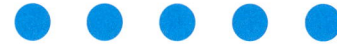

Beurteilung Einsatz in der „Offenen Altenhilfe" (Ambulante Pflege) ___. Ausbildungsjahr

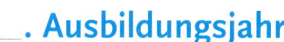

Name der Schülerin/des Schülers   Abgabetermin

vom: bis:

Beginn der Ausbildung   Einsatzzeitraum

Praxisanleiter/in   Dienststellung

Einsatzort/Dienststelle/Station

Beurteilung **ohne Benotung** (Stärken/Durchschnitt/Schwächen) →	+	/	–

1. Berufsfachliche Kompetenzen (kognitives Handeln) . . . .
Wissensstand gemäß dem Ausbildungsjahr (siehe Tätigkeitsnachweis) . . . .
Fachwissen und fachübergreifendes Wissen zu:
Pflegevorbereitung (Übersicht, Zeiteinteilung, Selbstständigkeit) . . . .
Pflegedurchführung (systematisch, fachgerecht, exakt und vollständig) . . . .
Pflegenachsorge (Bewohner, Reinigung des Materials, Hygiene, Dokumentation) . . . .

2. Berufspraktische Kompetenzen (gegenständliches Handeln) . . . .
Bewohner/Patientenbeobachtung . . . .
Praktische Umsetzung von:
Pflegevorbereitung . . . .
Pflegedurchführung . . . .
Pflegenachsorge und Dokumentation . . . .

3. Personale Kompetenzen (emotionales Handeln) . . . .
Entscheidungsfähigkeit, Innovationsfreudigkeit, Kreativität . . . .
Belastbarkeit im psychischen Bereich . . . .
Belastbarkeit im physischen Bereich . . . .
Reflexionsfähigkeit (kann eigene Stärken und Schwächen artikulieren . . . .
und realistisch einschätzen)
Erscheinungsbild (z. B. Berufsgenossenschaft, BG-Vorschriften, usw.) . . . .
Berufsmotivation, Interesse an der Arbeit und der Ausbildung . . . .
Verantwortungsbewusstsein, Gewissenhaftigkeit . . . .
Einsatzbereitschaft . . . .
Pünktlichkeit . . . .
Empathiefähigkeit . . . .

4. Sozial-kommunikative Kompetenzen (soziales Handeln) . . . .
Kommunikationsfähigkeit (kann Gesprächssituationen angemessen gestalten) . . . .
Artikulationsfähigkeit schriftlich und mündlich (kann sich korrekt, ...
verständlich und fachlich richtig ausdrücken, Informationen weitergeben)
Umgang mit dem Bewohner/Patient/Bedürfniserkennung . . . .
Kritik- und Konfliktfähigkeit (Annahme/Einsicht/Geben) . . . .
Teamverhalten (Umgang mit Kollegen, Vorgesetzten, gibt auch Wissen weiter) . . . .

5. Beurteilung entsprechend dem Einsatz „Offene Altenhilfe" . . . .
Kommunikationsfähigkeit (kann Gesprächssituationen angemessen gestalten) . . . .
Artikulationsfähigkeit (schriftlich und mündlich) . . . .
Umgang mit dem Bewohner/Patient/Bedürfniserkennung . . . .
Kritik- und Konfliktfähigkeit (Annahme/Einsicht/Geben) . . . .
Teamverhalten (Umgang mit Kollegen, Vorgesetzten, gibt auch Wissen weiter) . . . .

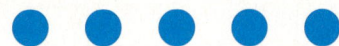

Geben Sie bitte eine kurze Bewertung ab z. B. über die Eignung zum/zur Altenpfleger/in, besondere Eigenschaften, was Sie besonders hervorheben möchten, was Sie gestört hat, wo der/die Schüler/in unbedingt an sich arbeiten muss usw.

_____

_____

_____

_____

_____

_____

_____

_____

Eine Zwischenbesprechung bezüglich der Beurteilung erfolgte am: _____

Gesamtnote:
(muss erteilt werden)

Bezüglich der Beurteilung/des Einsatzes wünschen
wir ein Gespräch mit dem betreuenden Fachlehrer.

ja	nein

(Bitte ankreuzen!)

Wenn ja angekreuzt wurde,
Kontaktaufnahme mit: _____ _____
                              (Name)   (Telefonnummer)

Die Beurteilung wurde mit der/dem Schülerin/er am _____ in der Einsatzstelle
besprochen. (Wenn nein, bitte kurze Begründung)

Ort und Datum: _____

krankheitsbedingte Fehlstunden: _____ Gesamtstunden einschließlich Fehlzeiten: _____

_____   _____
Unterschrift Praxisanleiter/in   Unterschrift des Schülers/der Schülerin

_____   _____
ggf. Unterschrift der Stationsleitung   Unterschrift des Klassenlehrers (Schule)

_____
ggf. Unterschrift des Heimleiters/PDL

Bemerkungen/Stellungnahmen durch die Schule:

_____

_____

Registriert am: _____

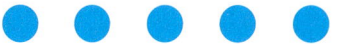

Ergänzende Lernziele ...

für den Einsatz im Bereich einer offenen oder ambulanten Einrichtung der Altenhilfe (z. B. Sozialstation)

Diese Lernziele sind für den Schüler und die anleitende Fachkraft als Orientierungshilfe gedacht. Der Schüler soll hierbei die Besonderheiten der offenen oder ambulanten Altenhilfe kennen lernen. Hierbei soll er auf erlerntes

Wissen und Fertigkeiten zurückgreifen und beides in der Pflegepraxis anwenden. Deshalb ist es unbedingt notwendig, dass sich die anleitende Fachkraft im Vorgespräch genauestens informiert, welchen Ausbildungsstand der Schüler bis zum Praktikumseinsatz erworben hat. Auf der Basis nachfolgend aufgeführter Lernziele wird der momentane Lern- und Leistungsstand ermittelt. So können Schwerpunkte für den Einsatz herausgearbeitet werden.

Bei Unklarheiten sollte jederzeit mit dem betreuenden Fachlehrer der Schule Rücksprache gehalten werden.
Als Lernzielgrundlage dient der Praxisleitfaden der Schule, dem der Lehrplan zu Grunde liegt.

A1 Grundpflege/allgemeine Pflege entspricht dem 1. Ausbildungsjahr des Praxisleitfadens.

A2 Die Behandlungspflege gemäß dem 2. und 3. Jahr des Praxisleitfadens erlernen und üben.

B Beobachtung und Überwachung von Patienten entsprechend dem Einsatzbereich erlernen.

C Die Psychosoziale Betreuung in der Besonderheit der Ambulanten Pflege kennen.

D Den Pflegeprozess entsprechend dem Praxisleitfaden auf die Ambulante Pflege übertragen.

E Administration und Dokumentation.

1 Die Organisation und die verwaltungstechnischen Aufgaben einer ambulanten Pflegeeinrichtung kennen lernen.

2 Nach Anleitung die Leistungsabrechnung erlernen, Pflegedokumentation ausführen.

3 Kenntnisse über den gesamten Umfang ambulanter Hilfsdienste im Landkreis erhalten.

4 An Teambesprechungen teilnehmen.

5 Bei Übernahme oder Verlegung eines Kranken von einem/in ein Krankenhaus den organisatorischen Ablauf verstehen und hierbei mitwirken.

6 Verlegungsberichte, Überleitungsbögen, Pflegeinformationen kennen und erstellen.

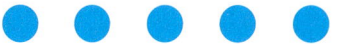

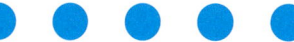

Psychiatrieeinsatz (Gerontopsychiatrie) ___. Ausbildungsjahr

Name der Schülerin/des Schülers

Abgabetermin

	vom:	bis:
Beginn der Ausbildung	Einsatzzeitraum	

Praxisanleiter/in

Dienststelle

Einsatzort/Dienststelle/Station

Beurteilung **ohne Benotung** (Stärken/Durchschnitt/Schwächen)	→	+	/	–
1. Berufsfachliche Kompetenzen (kognitives Handeln)				
Wissensstand gemäß dem Ausbildungsjahr (siehe Tätigkeitsnachweis)				
Fachwissen und fachübergreifendes Wissen zu:				
Pflegevorbereitung (Übersicht, Zeiteinteilung, Selbstständigkeit)				
Pflegedurchführung (systematisch, fachgerecht, exakt und vollständig)				
Pflegenachsorge (Bewohner, Reinigung des Materials, Hygiene, Dokumentation)				
2. Berufspraktische Kompetenzen (gegenständliches Handeln)				
Bewohner/Patientenbeobachtung				
Praktische Umsetzung von:				
Pflegevorbereitung				
Pflegedurchführung				
Pflegenachsorge und Dokumentation				
3. Personale Kompetenzen (emotionales Handeln)				
Entscheidungsfähigkeit, Innovationsfreudigkeit, Kreativität				
Belastbarkeit im psychischen Bereich				
Belastbarkeit im physischen Bereich				
Reflexionsfähigkeit (kann eigene Stärken und Schwächen artikulieren. und realistisch einschätzen)				
Erscheinungsbild (z. B. Berufsgenossenschaft, BG-Vorschriften, usw.)				
Berufsmotivation, Interesse an der Arbeit und der Ausbildung				
Verantwortungsbewusstsein, Gewissenhaftigkeit				
Einsatzbereitschaft				
Pünktlichkeit				
Empathiefähigkeit				
4. Sozial-kommunikative Kompetenzen (soziales Handeln)				
Kommunikationsfähigkeit (kann Gesprächssituationen angemessen gestalten)				
Artikulationsfähigkeit schriftlich und mündlich (kann sich korrekt, verständlich und fachlich richtig ausdrücken, Informationen weitergeben)				
Umgang mit dem Bewohner/Patient/Bedürfniserkennung				
Kritik- und Konfliktfähigkeit (Annahme/Einsicht/Geben)				
Teamverhalten (Umgang mit Kollegen, Vorgesetzten, gibt auch Wissen weiter)				

● ● ● ● ●

Geben Sie bitte eine kurze Bewertung ab z. B. über die Eignung zum/zur Altenpfleger/in, besondere Eigenschaften, was Sie besonders hervorheben möchten, was Sie gestört hat, wo der/die Schüler/in unbedingt an sich arbeiten muss usw.

_____

_____

_____

_____

_____

_____

_____

_____

_____

Eine Zwischenbesprechung bezüglich der Beurteilung erfolgte am: _____

Gesamtnote:
(muss erteilt werden)

Bezüglich der Beurteilung/des Einsatzes wünschen
wir ein Gespräch mit dem betreuenden Fachlehrer.

ja	nein

(Bitte ankreuzen!)

Wenn ja angekreuzt wurde,
Kontaktaufnahme mit: _____ _____
(Name)   (Telefonnummer)

Die Beurteilung wurde mit der/dem Schülerin/er am _____ in der Einsatzstelle
besprochen. (Wenn nein, bitte kurze Begründung)

Ort und Datum: _____

krankheitsbedingte Fehlstunden: _____ Gesamtstunden einschließlich Fehlzeiten: _____

_____   _____
Unterschrift Praxisanleiter/in   Unterschrift des Schülers/der Schülerin

_____   _____
ggf. Unterschrift der Stationsleitung   Unterschrift des Klassenlehrers (Schule)

_____
ggf. Unterschrift des Heimleiters/PDL

Bemerkungen/Stellungnahmen durch die Schule:

_____

_____

Registriert am: _____

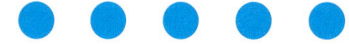

Ergänzende Lernziele ...

für den Einsatz im gerontopsychiatrischen Bereich

A. Verhalten gegenüber dem Bewohner/ Patienten

Die Schüler sollen gefördert werden

- in ihrer Grundeinstellung von den vorhandenen Ressourcen des Menschen auszugehen,
- die Befindlichkeiten der kranken Menschen zu erkennen und sich einfühlend zu verhalten,
- auf den psychiatrisch Erkrankten zuzugehen und Kontakt aufzunehmen,
- durch eigenes Verhalten Wertschätzung gegenüber dem Einzelnen zu zeigen,
- die Kommunikation der jeweiligen Befindlichkeit und Situation anzupassen,
- verantwortungsbewusst mit Nähe und Distanz umzugehen,
- im Umgang mit kranken Menschen die aufkommenden Gefühle von ihren Verhalten zu trennen,
- liebevoll, freundlich, offen und fürsorglich mit den kranken Menschen umzugehen,
- das Verhalten der individuellen Biografie des Kranken entsprechend auszurichten,
- Konfliktsituationen wahrzunehmen, anzusprechen, zu lösen oder auszuhalten.

B. Pflege und Therapien

Die Schüler sollen lernen

- die Pflege planerisch unter Anwendung des Pflegeprozesses biografisch und bedürfnisorientiert zu gestalten,
- im Umgang mit dementen Patienten die Erkenntnisse der „Validation" anzuwenden,
- das jeweilige Pflegekonzept der Station/Einrichtung erkennen und beschreiben zu können,
- therapeutische Zielsetzungen zu erkennen und daraus sinnvolle pflegerische Maßnahmen abzuleiten und unter Anleitung in die Pflege einzubauen,
- die verschiedenen Therapieansätze zu erkennen,
- unter Anleitung bei den therapeutischen Maßnahmen mitzuwirken,
- die wichtigsten Regeln im Umgang mit Psychopharmaka anzuwenden,
- die Wirkungen und Nebenwirkungen der speziellen Medikamente für den psychiatrischen Bereich beobachten und beschreiben zu können.

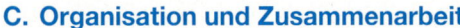

C. Organisation und Zusammenarbeit

Die Schüler sollen

- die Wichtigkeit der Koordination und Zusammenarbeit der verschiedenen Berufsgruppen als absolute Notwendigkeit im Interesse des Patienten erfahren,
- die Möglichkeit erhalten, einen informativen Einblick in die verschiedenen Therapieeinrichtungen und speziellen psychiatrischen Stationen zu bekommen,
- den Stellenwert einer psychiatrischen Einrichtung im Verbund der vernetzten Altenhilfe erkennen,
- sich aktiv an den Übergaben beteiligen sowie die Möglichkeit zur Teilnahme an Dienstbesprechungen, Pflegevisiten oder psychiatrischen Qualitätszirkeln erhalten,
- Einblick in die organisatorischen Abläufe der Einrichtung bekommen,
- Formen der Zusammenarbeit mit den Angehörigen kennen lernen,
- das eingeführte Dokumentationssystem kennen und anwenden lernen.

D. Persönliches Lernverhalten

Die Schüler lernen

- Interesse für die Psychiatrie und die psychiatrische Pflege zu entwickeln,
- am Anfang des Einsatzes den Ausbildungs- und Wissenstand mitzuteilen,
- am Ende des Einsatzes die Erfahrungen zu reflektieren und neue Erkenntnisse zu verbalisieren,
- innere Spannungen gegenüber dem Praxisanleiter oder Mentor anzusprechen und zu klären,
- konstruktiv mit Kritik umzugehen,
- Gefühle wahrzunehmen, auszudrücken und sich selbst zu hinterfragen,
- innere Stärken und Schwächen im Umgang mit den psychisch Kranken zu erkennen,
- die eigenen Leistungen in der Beurteilung einzuschätzen und konstruktive Fremdeinschätzung zu akzeptieren.

6 Ausbildungsdokumentation

Dienstplan

Auf den nachfolgenden Seiten besteht die Möglichkeit, die gesamte Ausbildung anhand eines Dienstplanes nachvollziehbar zu dokumentieren.

Da der/die Schüler/in unterschiedliche Dienstzeiten haben, muss die jeweilige Schichtstundenzahl, Wochenarbeitszeit, Monatssoll usw. von der tatsächlichen Dienstregelung des Arbeitgebers (Dienststelle, Station, Einsatzort) übernommen werden. Dies sollte am unteren Rand des Dienstplanblattes eingetragen werden.

Wichtig ist, am unteren Ende des Jahresübersichtsblattes eine entsprechende Dienstzeitlegende aufzuführen.

Entsprechend der Dokumentation kann der Schüler auch die Überstunden, Dienst zu ungünstigen Zeiten, Zuschläge usw. selbst berechnen und überprüfen.

Am Ende des jeweiligen Monats wird ermittelt, wie viele Praxisstunden, Krankheitstage, Überstunden, Urlaubstage usw. angefallen sind.

Somit lässt sich auch noch nach Jahren die Dienstzeit belegen. Alle Eintragungen dürfen nur mit dokumentenechtem Schreibmaterial getätigt werden.

Für den Schüler hat es den Vorteil, dass er selbst die Dienstzeiten überwacht und so auch bei Wechsel von Einsatzstellen oder Schulblockzeiten kontrollieren kann, ob alles korrekt berechnet wurde.

Die Schule kann ebenfalls die Fehlzeiten im Fach „Praxis in der Altenpflege" feststellen. Dies ist vor allem für ein eventuelles Nacharbeiten bei Überschreiten der maximalen Fehlzeit wichtig.

Für den Arbeitgeber besteht die Möglichkeit, dass er die Zeiten der Fremdpraktika nachvollziehen und berechnen kann. Selbstverständlich kann der Schüler die einzelnen Dienste und Ausfall-Fehlzeiten mittels Textmarker oder Farbstiften zur besseren Darstellung hervorheben.

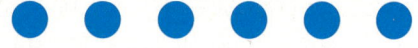

Nachweis der Ausbildungszeit/Dienstplan-

1. Ausbildungsjahr: _____ von _____ bis _____

Monat	Übertrag Tage Stunden +/−	1	2	3	4	5	6	7	8	9	10	11	12	13	14	15
Januar Schicht																
Stunden																
Februar Schicht																
Stunden																
März Schicht																
Stunden																
April Schicht																
Stunden																
Mai Schicht																
Stunden																
Juni Schicht																
Stunden																
Juli Schicht																
Stunden																
August Schicht																
Stunden																
September Schicht																
Stunden																
Oktober Schicht																
Stunden																
November Schicht																
Stunden																
Dezember Schicht																
Stunden																

Vorschlag: Sonn- und Feiertage mit Textmarker markieren

F = Frühschicht = Std.	**S** = Spätschicht = Std.	**U** = Urlaub = Std.	**AZV** = § 15 a BAT	**X** = Frei
M = Mittelschicht = Std.	**N** = Nachtschicht = Std.	**SU** = Sonderurlaub	**K** = Krank	**SX** = Frei für Sonntag

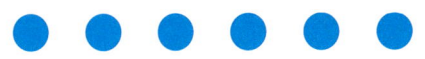
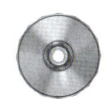

16	17	18	19	20	21	22	23	24	25	26	27	28	29	30	31	IST Std.	Soll 160	+/–

FX = Frei für Feiertage	**B** = Block/Schule			
ÜX = Überstundenfrei	**ST** = Studientag Schule			

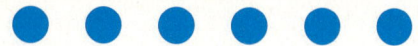

Nachweis der Ausbildungszeit/Dienstplan-

2. Ausbildungsjahr: _____ **von** _____ **bis** _____

Monat	Übertrag Tage Stunden +/–	1	2	3	4	5	6	7	8	9	10	11	12	13	14	15
Januar Schicht																
Stunden																
Februar Schicht																
Stunden																
März Schicht																
Stunden																
April Schicht																
Stunden																
Mai Schicht																
Stunden																
Juni Schicht																
Stunden																
Juli Schicht																
Stunden																
August Schicht																
Stunden																
September Schicht																
Stunden																
Oktober Schicht																
Stunden																
November Schicht																
Stunden																
Dezember Schicht																
Stunden																

Vorschlag: Sonn- und Feiertage mit Textmarker markieren

F = Frühschicht = Std.	**S** = Spätschicht = Std.	**U** = Urlaub = Std.	**AZV** = § 15 a BAT	**X** = Frei
M = Mittelschicht = Std.	**N** = Nachtschicht = Std.	**SU** = Sonderurlaub	**K** = Krank	**SX** = Frei für Sonntag

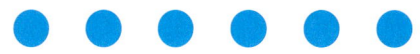
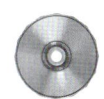

dokumentation

16	17	18	19	20	21	22	23	24	25	26	27	28	29	30	31	IST Std.	Soll 160	+/−

FX = Frei für Feiertage	**B** = Block/Schule			
ÜX = Überstundenfrei	**ST** = Studientag Schule			

Nachweis der Ausbildungszeit/Dienstplan-

3. Ausbildungsjahr: _____ von _____ bis _____

Monat	Übertrag Tage Stunden +/−	1	2	3	4	5	6	7	8	9	10	11	12	13	14	15
Januar Schicht																
Stunden																
Februar Schicht																
Stunden																
März Schicht																
Stunden																
April Schicht																
Stunden																
Mai Schicht																
Stunden																
Juni Schicht																
Stunden																
Juli Schicht																
Stunden																
August Schicht																
Stunden																
September Schicht																
Stunden																
Oktober Schicht																
Stunden																
November Schicht																
Stunden																
Dezember Schicht																
Stunden																

Vorschlag: Sonn- und Feiertage mit Textmarker markieren

F = Frühschicht = Std.	S = Spätschicht = Std.	U = Urlaub = Std.	AZV = § 15 a BAT	X = Frei
M = Mittelschicht = Std.	N = Nachtschicht = Std.	SU = Sonderurlaub	K = Krank	SX = Frei für Sonntag

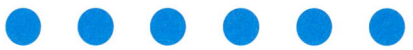
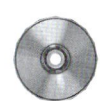

16	17	18	19	20	21	22	23	24	25	26	27	28	29	30	31	IST Std.	Soll 160	+/−

FX = Frei für Feiertage	B = Block/Schule			
ÜX = Überstundenfrei	ST = Studientag Schule			

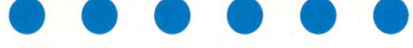

Nachweis der Ausbildungszeit/Dienstplan-

3+ Ausbildungsjahr:_____ **von**_____ **bis**_____

Monat	Übertrag Tage Stunden +/−	1	2	3	4	5	6	7	8	9	10	11	12	13	14	15
Januar Schicht																
Stunden																
Februar Schicht																
Stunden																
März Schicht																
Stunden																
April Schicht																
Stunden																
Mai Schicht																
Stunden																
Juni Schicht																
Stunden																
Juli Schicht																
Stunden																
August Schicht																
Stunden																
September Schicht																
Stunden																
Oktober Schicht																
Stunden																
November Schicht																
Stunden																
Dezember Schicht																
Stunden																

Vorschlag: Sonn- und Feiertage mit Textmarker markieren

F = Frühschicht
    =   Std.
	S = Spätschicht
	    = Std.
		U = Urlaub
		    = Std.
			AZV =
			§ 15 a BAT
				X =
				Frei

M = Mittelschicht
    =   Std.
	N = Nachtschicht
	    = Std.
		SU =
		Sonderurlaub
			K = Krank	**SX** = Frei für
				Sonntag

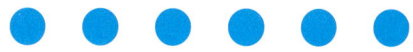
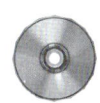
16	17	18	19	20	21	22	23	24	25	26	27	28	29	30	31	IST Std.	Soll 160	+/−

FX = Frei für Feiertage	**B** = Block/Schule			
ÜX = Überstundenfrei	**ST** = Studientag Schule			

Inhaltsverzeichnis CD-ROM

Probezeitbeurteilung

Jahresendbeurteilung Altenpflegehelfer/helferin

Jahresbeurteilungsbögen
   1. Ausbildungsjahr
   2. Ausbildungsjahr
   3. Ausbildungsjahr

Beurteilungsbögen

   Stationäres Altenpflegepraktikum

   Krankenhauseinsatz

   Einsatz in der „Offenen Altenhilfe"

   Psychiatrieeinsatz

Dienstplandokumentation

Schaubilder

   Grundzüge der Ausbildung in der Altenpflege

   Rechtliche Strukturen der Ausbildung in der Altenpflege

Rechtliche Grundlagen

   Ausbildungs- und Prüfungsverordnung für die Berufe in der Krankenpflege (KrPflAPrV)
   vom 10.11.2003, geändert am 23.03.2005

   Ausbildungs- und Prüfungsverordnung für den Beruf der Altenpflegerin/des Altenpflegers
   (AltPflAPrV) vom 26.11.2002, geändert am 23.03.2005

   Begründung zur Altenpflegeausbildungs- und Prüfungsverordnung

   Urteil des Bundesverfassungsgerichts (BVerfG) vom 24.10.2002

   Info Krankenpflegegesetz (KrPflG) ab 01.01.2004

   Perspektiven für die Pflegeausbildung

   Lehrplanrichtlinien für die Berufsfachschule für Altenpflege, Stand Juli 2004

Lernfelder

   Lernfeldführer

   Kurzpräsentation Lehrplan Altenpflege

Gegenstände der praktischen Ausbildung

Info Anerkennung in der Schweiz

Informationsseiten der Länder im Internet